AF556585

1. Auflage

Projektleitung: Magdalena Grüner
Korrektur: Helene Dorner, Katharina Preindl
Grafik und Umschlaggestaltung: Philipp Putzer, www.farbfabrik.it
Grafik Logo „Kraut und Wurzel“: Astrid Felderer
Titelfoto: Rote Schafgarbe (Astrid Felderer)
Druckvorstufe: Typoplus, Frangart
Druck: Printer Trento, Trient

ISBN 978-88-7283-629-3
Band 1 der Reihe „Kraut und Wurzel“
Mehr Rezepte und Tipps finden Sie auf dem Blog „Kraut und Wurzel“: www.krautundwurzel.com

Unseren Gesamtkatalog finden Sie unter www.raetia.com.
Bei Fragen und Anregungen wenden Sie sich bitte an info@raetia.com.

Alle Fotos stammen von Astrid Felderer, außer S. 8 (aus Brunschwig Hieronymus: Grosses Destillierbuch, Straßburg 1512), S. 85 (Naturbildagentur Ruckszio), S. 89 (Shutterstock/Drozdowski).

ARNOLD ACHMÜLLER

Verdauung und Entschlackung

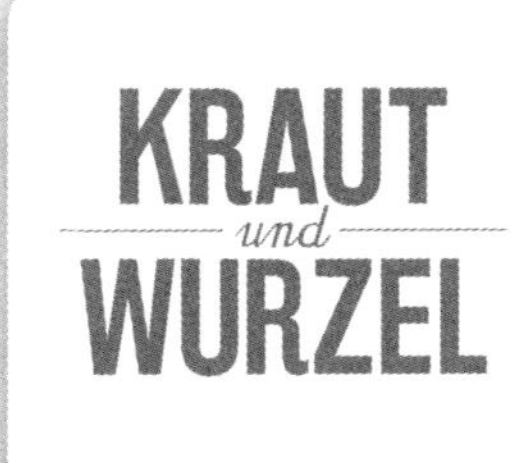

Rezepte

Verzeichnisse

Die Paradedisziplin der Pflanzenheilkunde

Der Magen-Darm-Trakt ist bis heute einer der wichtigsten Einsatzbereiche der Pflanzenheilkunde und in keinem anderen Bereich wird eine derartige Vielzahl von Heilpflanzen genutzt. Die große Bedeutung und die Vielfalt der eingesetzten Pflanzen bezeugen eine jahrtausendealte Tradition. Der Verdauungstrakt ist auch einer der Bereiche, in dem pflanzliche Heilmittel – im Rahmen der Möglichkeiten der Selbstmedikation – eine echte Alternative zu chemisch-synthetischen Medikamenten darstellen können. Zahlreiche Pflanzen wie Enzian, Tausendgüldenkraut oder Kümmel beeinflussen im Gegensatz zu chemisch-synthetischen Wirkstoffen nämlich häufig gleich mehrere Organe. Ihre Wirkung lässt sich nicht auf einen Stoff reduzieren, sondern beruht meist auf zahlreichen Substanzen, die diverse Zielstrukturen im gesamten Verdauungsapparat beeinflussen. Dadurch entsprechen sie häufig dem Krankheitsgeschehen eher als chemisch-synthetische Mittel, die meist nur punktuell wirken. Denn Beschwerden wie Reizmagen, Verdauungsschwierigkeiten oder Reizdarm beschränken sich oft nicht nur auf ein Organ.

Zu den sinnvollsten Maßnahmen für den Magen-Darm-Trakt zählen neben alkoholischen Auszügen die Teezubereitungen, denn manche Stoffe (z. B. Bitterstoffe) wirken bereits beim Kontakt mit der Mundschleimhaut und den Geschmacksknospen an der Zunge. Da die Verdauung maßgeblich von der Psyche beeinflusst wird, wirken sich aber auch psychische Beschwerden häufig darauf aus. Nicht umsonst spricht man auch von einem „Bauchhirn“: Der Darm ist von einem regelrechten Netz aus Nervenzellen durchdrungen. Das Nervensystem im Verdauungstrakt enthält sogar mehr Nervenzellen als das gesamte Rückenmark. Deshalb es ist nicht verwunderlich, dass Reizmagen, Reizdarm und andere Verdauungsprobleme häufig durch Traumata und Stress ausgelöst werden. So tragen bei vielen Erkrankungen neben Heilmitteln und einer Ernährungsumstellung beschwerdeabhängig auch Ruhephasen und Entspannungstechniken wie Yoga oder autogenes Training maßgeblich zu einer Besserung bei.

In der traditionellen Heilkunde Europas entstand über die Jahrhunderte auch eine Vielzahl an Rezepturen, die besonders im beginnenden Frühling eine Reinigung und Neuordnung des Körpers bewirken sollten. Sogenannten entschlackenden Heilpflanzen, die die Ausscheidungsorgane Galle und Niere anregen, werden stark reinigende Effekte nachgesagt.

Kräuterweine: vom Mithridat zum Schwedenbitter

Glühwein, Schwedenbitter und Wermutweine wie Martini oder Cinzano gehen auf die im Mittelalter äußerst populären Kräuterweine zurück. Wein ist nämlich ein sehr guter Träger für Arzneistoffe und war deshalb im Mittelalter nicht nur als Genussmittel und Durstlöscher weit verbreitet, sondern wurde auch zu diversen Heilmitteln weiterverarbeitet.

Über Jahrhunderte galten besonders der sogenannte Mithridat und der Theriak als wichtige lebensverlängernde Mittel und waren äußerst populär. Bis heute gibt es zahlreiche Rezepte und Legenden zu diesen weit über das Mittelalter hinaus bekannten Zubereitungen.

Der Mithridat geht auf Mithridates VI. (ca. 134–63 v. Chr.), den König von Pontus an der Schwarzmeerküste, zurück. Dieser führte aus Angst,

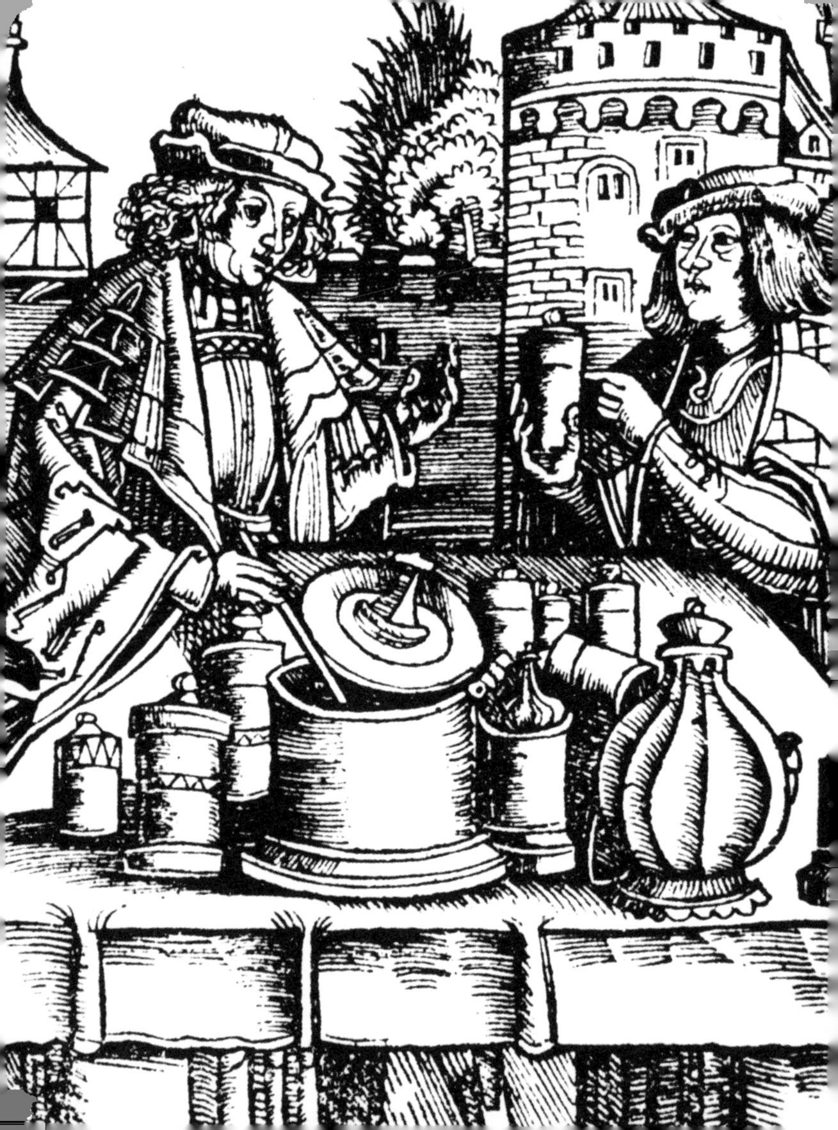

vergiftet zu werden, zahlreiche Versuche mit Giften und Gegengiften durch und entwickelte auf diese Weise eine Rezeptur, die im Laufe der Jahrhunderte immer wieder verändert und ergänzt wurde und bis ins 19. Jahrhundert sehr beliebt war.

Nach einer Legende wurde Mithridates mit Hilfe dieser Anwendung und seiner Selbstversuche regelrecht immun gegen Gifte und konnte sich nach der Niederlage gegen die Römer nicht mehr selbst mit Gift umbringen – einer seiner Soldaten musste den König letztlich auf seinen eigenen Wunsch hin töten.

Später erweiterte der Leibarzt des umstrittenen römischen Kaisers Nero (37–68 n. Chr.), ein sogenannter Andromachus, den ursprünglichen Mithridat. Angeblich soll sein Rezept *Theriaca Andromachi* 65 verschiedene Zutaten enthalten haben, unter anderem das Fleisch italienischer Vipern. So entstand im Laufe der Jahrhunderte eine Reihe vermeintlich lebensrettender und lebensverlängernder Elixiere, die bis ins 19. Jahrhundert in ganz Europa auch in Apotheken erhältlich waren. Heutzutage sind Mithridat und Theriak vergessen, ein Überbleibsel aus der großen Zeit der Gegengifte ist aber eine stark reduzierte Variante davon, das *Electuarium aromaticum* (Gewürzlatwerge), das bis heute oft Teil der berühmten Schwedenbitterzubereitungen ist.

Die Zubereitung des Theriaks auf einem Holzschnitt aus dem 16. Jahrhundert

„Bitter durch den Mund und du bleibst gesund“

Es sind allen voran die in zahlreichen Heilpflanzen enthaltenen Bitterstoffe, die im Magen-Darm-Trakt auf verschiedene Weise wirken: Sie regen über den bitteren Geschmack reflektorisch die Produktion von Verdauungssäften an, einerseits an der Zunge über den sogenannten Vagusnerv und andererseits direkt über die Schleimhaut an Gaumen und Magen. Dadurch bessern sich Verdauungsschwierigkeiten, Übelkeit wird gemildert, der Appetit gesteigert und der Organismus insgesamt gestärkt. Da also bereits ein Teil der Wirkung über den bitteren Geschmack auf der Zunge ausgelöst wird, sollte man Tee, Sirup oder Tinktur etwas länger im Mund behalten, um die Wirkung zu verstärken.

Der Mensch besitzt je nur einen Geschmackssinn für süß und sauer, aber mehr als 25 verschiedene sogenannte Bitterstoffrezeptoren, mit denen man viele unterschiedliche Arten von bitterem Geschmack unterscheiden kann. Dies ist ein Überbleibsel aus der Zeit unserer Vorfahren, als es noch wichtig war, Naturstoffe anhand ihres Geschmackes zu identifizieren, weil gerade bittere Stoffe oftmals auf mögliche Giftstoffe hinwiesen. Bitterstoffrezeptoren, die diese Bitterstoffe erkennen und eine Reaktion hervorrufen, finden sich nicht nur an Zunge und Magenschleimhaut, sondern auch in der Lunge. Dort erweitern sie die Bronchien und erleichtern das Abhusten von festsitzendem Schleim. Zusätzlich zeigen neuere Forschungen, dass eine Stimulation der Bitterstoffrezeptoren in der Lunge die Immunabwehr verstärkt, den Organismus also widerstandsfähiger gegenüber Infektionskrankheiten macht. Damit bewahrheitet sich der im Alpenraum gebräuchliche Spruch „Bitter durch den Mund und du bleibst gesund“ gleich auf mehrfache Weise.

Heilpflanze	Bitterwert
Löwenzahnwurzel und -blatt	100
Bitterorangenschale	600
Isländisch Moos	700
Wegwartewurzel	800
Salbei, Benediktenkraut	1.000
Tausendgüldenkraut	2.000
Schafgarbenkraut, Andornkraut	3.000
Artischockenblätter	5.000
Enzianwurzel	10.000
Wermutkraut	15.000
Bitterholz	40.000

Bitterstoffe werden je nach Wirkung und Geschmack in tonisierende, also kräftigende Bitterstoffe (Enzian, Tausendgüldenkraut, Löwenzahnwurzel), aromatische (Wermut, Bitterorange, Schafgarbe), scharf schmeckende (Ingwer, Galgant) und Bitterstoffe mit Schleimstoffen (Isländisch Moos) unterteilt.

Bitterstoffhaltige Arzneipflanzen werden über den Bitterwert kategorisiert. Dieser Wert ist ein wichtiges Qualitätsmerkmal für Pflanzen, deren Wirkung maßgeblich auf Bitterstoffen beruht. Er bezeichnet die Menge Wasser in Millilitern, die 1 Gramm des Pflanzenmateriales bitter schmecken lässt. Ein Bitterwert von 100 besagt demnach, dass 1 Gramm Pflanzenmaterial 100 Milliliter Wasser bitter schmecken lässt. Die Tabelle auf Seite 11 nennt die Bitterwerte (Mindestwerte) einiger typischer bitterstoffhaltiger Heilpflanzen.

TIPP

Bitterstoffe sind meist nicht hitzebeständig und im Allgemeinen in Wasser leicht löslich. Deshalb sollten sie nicht zu lange gekocht, sondern nur kurz überbrüht werden.

VORSICHT!

Nach mehrwöchiger Einnahme von bitterstoffhaltigen Heilpflanzen kann es zu einer Abneigung gegen den bitteren Geschmack kommen. Deshalb sollte man sie grundsätzlich nicht zu regelmäßig verwenden und periodisch zwischen den verschiedenen Heilpflanzen abwechseln. Da Bitterstoffe auch die Produktion von Magensäure anregen, sollten diese nicht bei Magen- und Zwölffingerdarmgeschwüren zum Einsatz kommen.

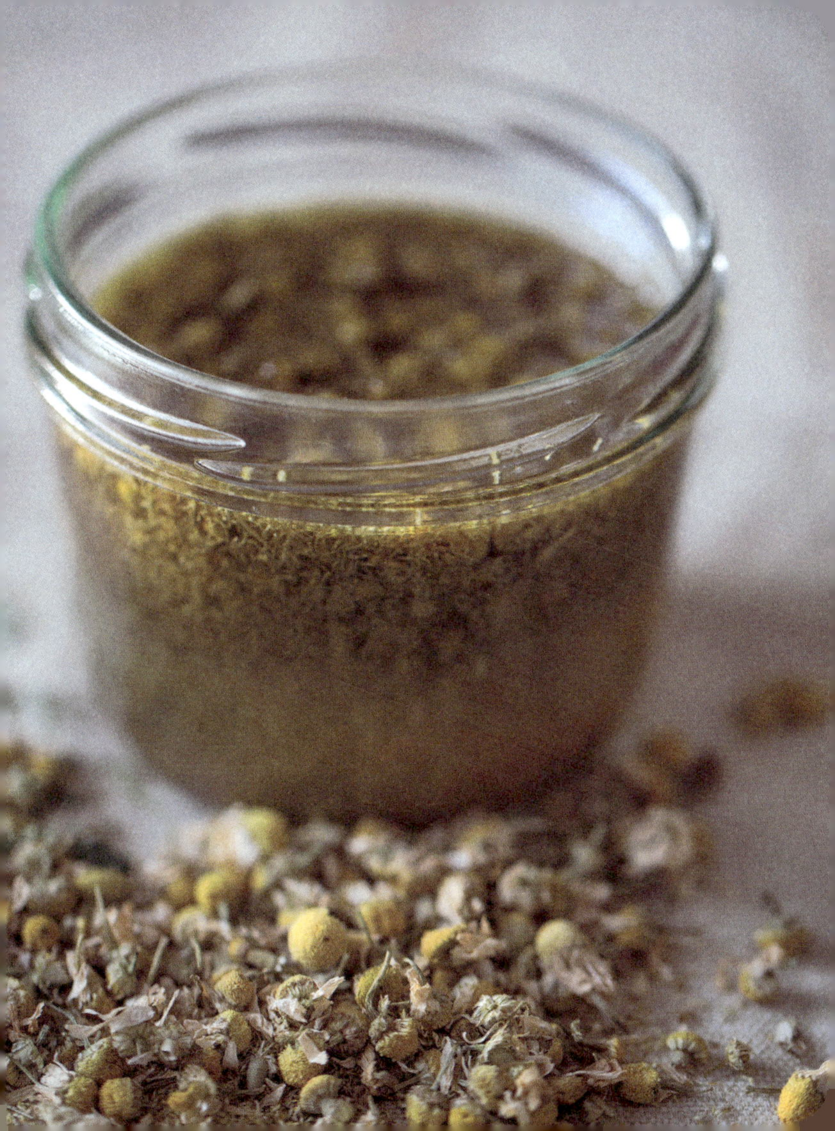

Gesund durch Entschlackung?

„Entschlackende“ Heilpflanzen regen vor allem die Nieren- und Gallentätigkeit an. Dadurch wird die Ausscheidung diverser Stoffe begünstigt bzw. beschleunigt. Während die moderne Kräuterkunde bisher lediglich eine hilfreiche Wirkung bei Harnwegsinfekten und verminderter Gallentätigkeit sieht, versprach man sich früher sehr viel mehr von dieser Anwendung.

Entschlackende Heilpflanzen werden auch „antidyskratische Heilpflanzen“ genannt. Der Begriff „antidyskratisch“ kommt aus dem Griechischen, wobei die „Dyskrasie“ ein schlechtes Mischungsverhältnis der Körpersäfte bezeichnet. Die antike Säftelehre spielte in der europäischen Heilkunde jahrtausendelang eine zentrale Rolle. Sie fußte auf der Annahme, dass das richtige Verhältnis der vier Körpersäfte Blut, gelbe Galle, schwarze Galle und Schleim zu einem gesunden Körper führe. Im Umkehrschluss war Krankheit das Ergebnis eines Ungleichgewichts der Körpersäfte. Vom Ausleiten schlechter oder im Übermaß vorhandener Stoffe versprach man sich folglich die Heilung der Krankheit.

Lässt man bei entzündlichen Erkrankungen eine ganzheitlichere Sichtweise zu, kann man mit entschlackenden Heilpflanzen nachhelfen: Sie dienen dazu, Entzündungsstoffe besser abzutransportieren und Entzündungen zu lösen. Auch wenn es hierzu bisher keine wissenschaftlichen Belege gibt, lässt die langjährige Erfahrung mit Brennnessel, Löwenzahn und Schachtelhalm bei rheumatischen Erkrankungen und Gicht eine solche Wirkung vermuten. In Europa werden seit mindestens 2.000 Jahren entzündliche schmerzhafte Erkrankungen auch mit entschlackenden Heilpflanzen behandelt.

Mit Tee und Tinktur zu einer besseren Verdauung

Da viele Inhaltsstoffe bereits durch den Kontakt mit Mund- und Rachenschleimhaut ihre Wirkung zu entfalten beginnen, kommen bei Erkrankungen des Magen-Darm-Trakts vor allem Tees, Tinkturen, Liköre, Kräuterweine und Kräuterschnäpse infrage. Flüssige Zubereitungen sind besonders für Bitterstoffe, Scharfstoffe und ätherische Öle ideale Träger der Heilwirkung.

TIPPS FÜR DIE TEEZUBEREITUNG

Allen voran ist es der Tee, der einerseits wasserlösliche Wirkstoffe in ausreichender Menge in den Körper transportiert, andererseits aber auch durch die zugeführte Wärme entspannende und blähungstreibende Effekte unterstützt.

Bei der Zubereitung einer Teemischung sind einige wichtige Punkte zu beachten: Die Teemischung sollte aus nicht mehr als sieben verschiedenen Komponenten bestehen, ansonsten liegen die einzelnen Pflanzen in einer viel zu geringen Dosierung vor. Für eine optimale Wirkung muss eine ausreichend hohe Dosierung gewährleistet sein.

Bei sehr feinen und kleinen Bestandteilen muss man auf eine homogene Durchmischung achten. Die Zugabe von Himbeer-, Erdbeer- oder Brombeerblättern verhindert eine Entmischung, denn die feinen Härchen auf den Blättern halten die Zutaten fest zusammen.

Neben der gewünschten therapeutischen Mischung sollten ein bis zwei Pflanzen den geschmacklichen Vorlieben entsprechen (z. B. Pfefferminze, Melisse, Lavendel, Süßholz, Hagebutten, Orangenblüten).

Heilpflanzen können zwar bei Raumtemperatur gelagert werden, sollten aber vor Licht geschützt sein. Besonders Heilpflanzen, die reich an ätherischen Ölen sind, wie Pfefferminze, Melisse usw., verlieren ansonsten viel zu schnell ihre wirksamen Inhaltsstoffe.

Je nach Art des verwendeten Pflanzenmaterials kann der Tee auf verschiedene Weisen zubereitet werden. Beim **Aufguss (Infus)** übergießt man das Pflanzenmaterial mit kochendem Wasser, lässt es fünf bis zehn Minuten ziehen und filtriert es anschließend ab. Aufgüsse sind wohl die häufigste Art der Teezubereitung und eignen sich für Blüten, Blätter und im Mörser kurz angestoßene Früchte (Kümmel, Fenchel, Anis). Bei der **Abkochung (Dekokt)** übergießt man das Pflanzenmaterial mit kochendem Wasser und lässt es fünf bis zehn Minuten leicht köcheln, bevor man es abfiltriert. Abkochungen eignen sich vor allem für Rinden (Eichenrinde) und Wurzeln (Blutwurz). Beim **Kaltwasserauszug (Mazerat)** übergießt man das Pflanzenmaterial mit kaltem Wasser, lässt es meist eine Stunde stehen und filtriert dann ab. Kaltwasserauszüge eignen sich für Heilpflanzen mit Schleimstoffen (Eibischwurzel, Isländisch Moos, Leinsamen).

TIPPS FÜR DIE ZUBEREITUNG EINER TINKTUR

Selbst hergestellte Tinkturen sind eine sinnvolle Ergänzung für jeden Kräutervorrat. Im Gegensatz zum Tee sind die Inhaltsstoffe in Tinkturen meist konzentrierter und einfacher zu dosieren. Bitter- und gerbstoffhaltige Heilpflanzen eignen sich besonders für Tinkturen, da meist schon einige Tropfen, verdünnt in etwas Wasser, für eine Wirkung ausreichen. Zusätzlich sind Tinkturen durch ihren Alkoholgehalt mehrere Jahre haltbar und können so ideal aufbewahrt werden.

Als Ausgangsstoff können sowohl frische als auch getrocknete Pflanzen dienen. Bei frischen Pflanzen sollte man im Gegensatz zu getrockneten ca. 20 Prozent mehr Pflanzenmaterial verwenden, um den höheren

Wassergehalt zu kompensieren. Man kann Tinkturen aus einer oder mehreren Pflanzen herstellen, allerdings sollten Mischungen aus maximal fünf Pflanzen bestehen, damit jeder Wirkstoff ausreichend hoch konzentriert vorhanden ist. Als einfache Regel zur Herstellung einer Tinktur gilt folgendes Verhältnis:

- 1 Teil getrocknetes Pflanzenmaterial
- 9 Teile alkoholische Lösung
- Bei 10 g Pflanzenmaterial verwendet man also 90 g Alkohol.

Man übergießt das Pflanzenmaterial mit der alkoholischen Lösung und stellt das Ganze gut verschlossen für ein bis zwei Wochen (Blätter und Blüten für mindestens eine, Früchte, Wurzeln, Rinden und Samen für zwei Wochen) an einen dunklen Ort. In dieser Zeit schüttelt man den Ansatz immer wieder. Dann filtriert man ihn ab und füllt ihn in saubere Gefäße. Bei Tinkturen für die innerliche Anwendung verwendet man am besten eine Flasche mit Tropfaufsatz (erhältlich in Apotheken).

Im Hausgebrauch werden oft Wodka, Treber, Kornbrand oder andere Brände für die Zubereitung einer Tinktur, eines Kräuterschnapses oder -likörs verwendet. Diese enthalten ca. 40 Prozent Alkohol. Für viele alkoholische Kräuterauszüge ist diese Konzentration völlig ausreichend. Allerdings kann der Beigeschmack des jeweiligen alkoholischen Getränks besonders bei der innerlichen Anwendung störend sein. Möchte man alkoholische Kräuterauszüge etwas reiner und professioneller zubereiten, bietet es sich an, die alkoholische Grundlage selber herzustellen: Man mischt dafür Weingeist und Wasser. Weingeist enthält 96 Prozent Alkohol und ist in Apotheken und Drogerien sowie mancherorts im Lebensmittelhandel erhältlich. Eine Mischung aus Weingeist und Wasser hat den Vorteil, dass man den Alkoholgehalt variieren kann: Je nach Konzentration lösen sich bestimmte Inhaltsstoffe besser oder schlechter. Deshalb sollte man sich an den gewünschten bzw. für die Wirkung relevanten Hauptinhaltsstoffen orientieren. Hier ergibt sich folgende grobe Einteilung:

Gerbstoffe, wie sie z. B. in Eichenrinde, Blutwurz, Hamamelisrinde vorkommen, sollten mit 70%igem Alkohol angesetzt werden.

Ätherische Öle, die in Melisse, Pfefferminze usw. enthalten sind, benötigen 50- bis 70%igen Alkohol, um sich lösen zu können.

Flavonoide (Ringelblume), **Saponine** (Primelwurzel) und **Bitterstoffe** (Enzianwurzel, Tausendgüldenkraut, Löwenzahnwurzel usw.) benötigen lediglich 35%igen Alkohol.

Schleimstoffe, wie sie Malve oder Eibisch enthalten, lösen sich bereits in 20- bis 30%igem Alkohol.

Wasser und Alkohol haben eine unterschiedliche Dichte, weshalb man für die Herstellung der gewünschten Alkoholkonzentration ein sogenanntes Mischungskreuz braucht. Je nach Konzentration benötigt man für 100 Gramm der Alkohol-Wasser-Mischung folgende Mengen an 96%igem Alkohol und Wasser:

Alkohol-konzentration	**96%iger Alkohol**	**Wasser**
70 %	67,6 g	32,4 g
50 %	46 g	54 g
40 %	36,1 g	63,9 g
35 %	31,3 g	68,7 g
30 %	26,7 g	73,3 g
20 %	17 g	83 g

Beispiel: Um 100 Gramm 35%igen Alkohol zu erhalten, mischt man 31,3 Gramm 96%igen Alkohol (Weingeist) mit 68,7 Gramm Wasser.

Grenzen der Selbstmedikation und Zutaten der Heilmittel

Heilpflanzen und die daraus hergestellten Produkte können bei leichten bis mittelschweren Erkrankungen hilfreich sein, sie sind allerdings keine Wundermittel. Eine Selbstmedikation sollte nur dann erfolgen, wenn die Beschwerden gelegentlich auftreten und die Ursachen bekannt sind. Bei schweren Erkrankungen kann man sie als Ergänzung und Unterstützung einer herkömmlichen Therapie einsetzen, allerdings nur nach Absprache mit dem behandelnden Arzt. In jedem der folgenden Kapitel finden Sie Hinweise darauf, wann es notwendig ist, einen Arzt zu konsultieren und wo die Einschränkungen der Selbstmedikation liegen.

Wenn nicht anders angegeben, bekommt man die für die Rezepte benötigten Kräuter und ätherischen Öle in Apotheken, Kräuterhöfen und gut sortierten Reformhäusern. Die dort erhältlichen Pflanzen stammen aus kontrolliertem Anbau und belasten die einheimischen Bestände nicht. Außerdem stehen einige Heilpflanzen, z. B. Enzian, unter Naturschutz. Selbst sammeln sollte sie nur, wer die botanischen Eigenschaften der benötigten Pflanzen kennt – Verwechslungen können, je nach Pflanzenart, gefährlich sein! Die empfohlenen Tagesdosierungen beziehen sich auf Erwachsene.

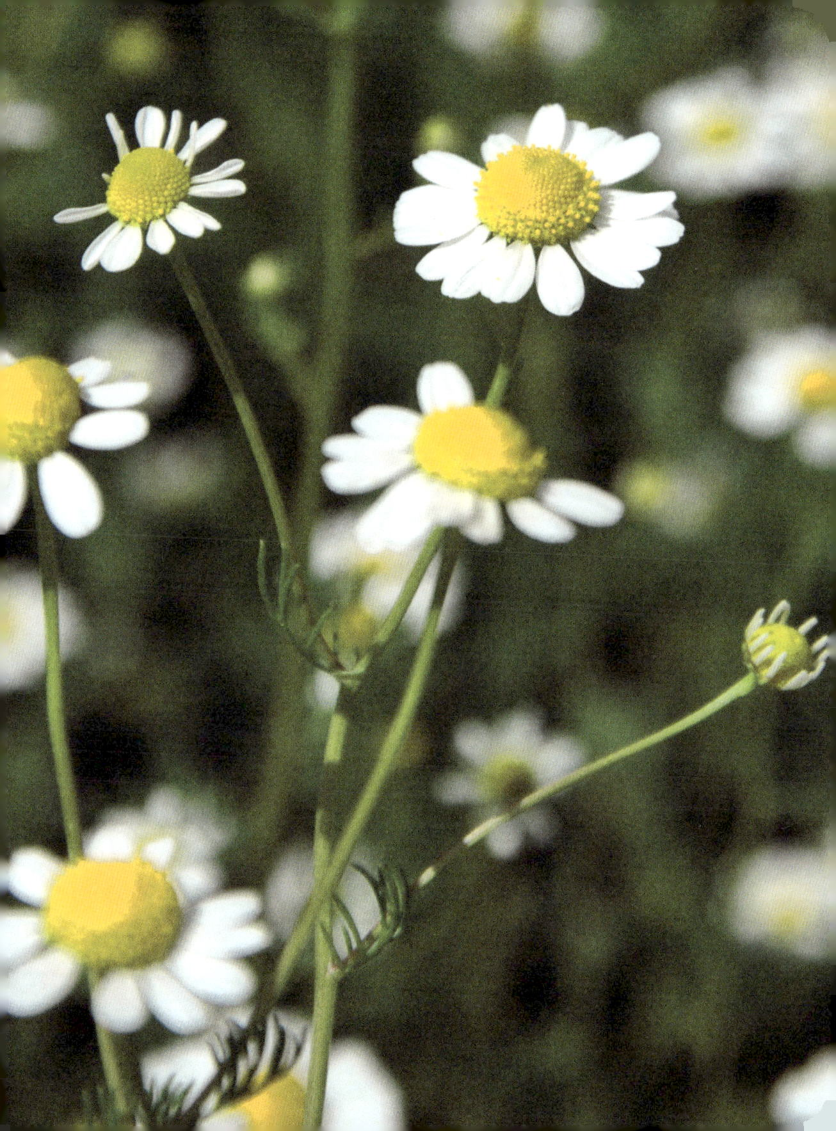

Appetitlosigkeit

>

BEI APPETITLOSIGKEIT und damit einhergehender Schwäche spielen vor allem Bitterstoffe eine Rolle: Sie regen reflektorisch die Produktion von Magen- und Verdauungssäften an und bereiten den Körper auf die Aufnahme von Nahrung vor. Dadurch steigern sie den Appetit. Tausendgüldenkraut und Wermut besitzen neben einer appetitanregenden auch eine stärkende Wirkung. Am besten trinkt man Zubereitungen 30 bis 60 Minuten vor dem Essen, dann können sie optimal wirken. Heilpflanzen sollten allerdings nur bei kurzfristiger Appetitlosigkeit und Schwäche zur Anwendung kommen.

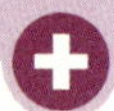

Wann sollten Sie unbedingt zum Arzt?

- bei andauernder Appetitlosigkeit, insbesondere bei Kindern und Senioren
- bei deutlichem, ungewolltem Gewichtsverlust (mehr als 3 kg)
- bei Blässe oder andauernder Müdigkeit

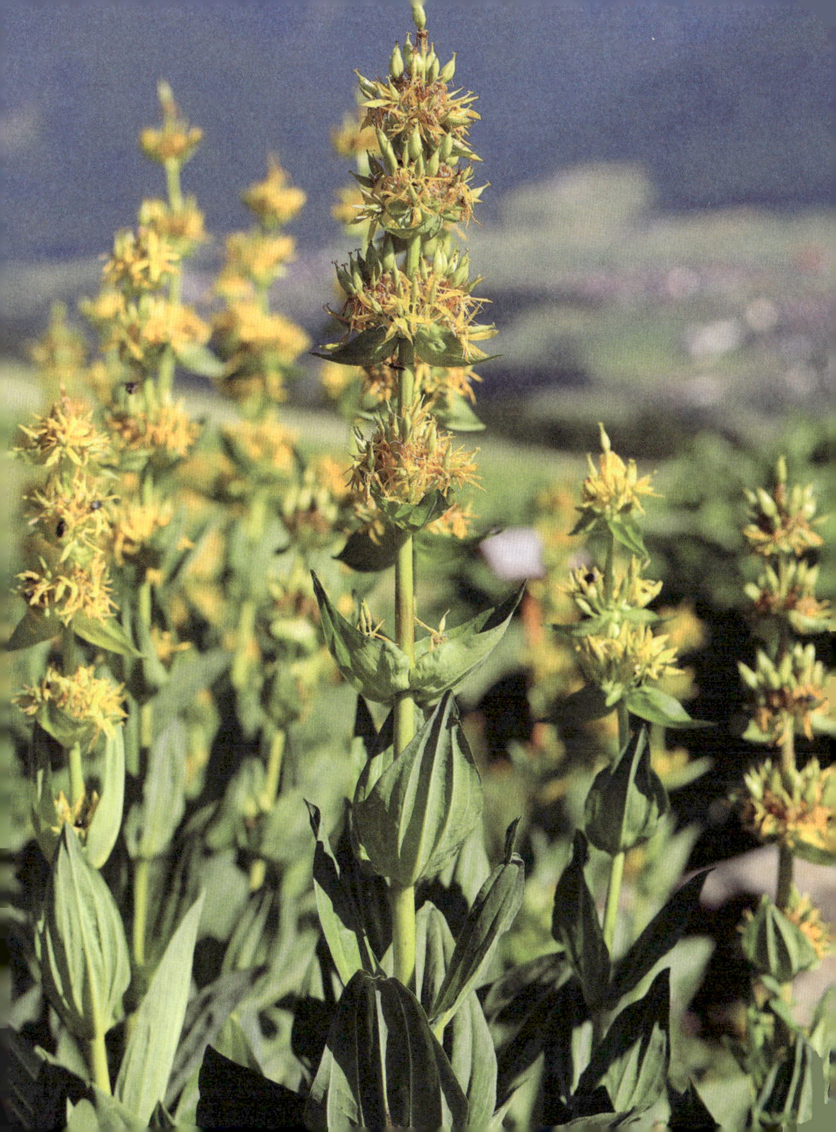

Enziansirup

Warum hilft Enziansirup bei Appetitlosigkeit?

Die in der Enzianwurzel enthaltenen Bitterstoffe regen indirekt über den bitteren Geschmack an der Zunge und direkt an der Magenschleimhaut die Produktion von diversen Verdauungssäften an. Nimmt man bitterstoffhaltige Heilmittel etwa 30 Minuten vor dem Essen ein, wird der Körper auf die kommende Nahrungsaufnahme vorbereitet – der Appetit steigt.

Vorsicht!

Da bitterstoffhaltige Heilpflanzen die Produktion von Magensäure erhöhen, sollte man bei Sodbrennen sowie bei bestehenden Magen- oder Zwölffingerdarmgeschwüren auf diese Anwendung verzichten.

Zutaten:

- 10 g Enzianwurzel (Gelber Enzian)
- 200 ml Wasser
- 200 g Zucker

Zeitaufwand:
30 Minuten

Kurioses: Schon König Genthios, ein illyrischer König der Antike, soll Enzian bei Verdauungsbeschwerden verwendet haben.

ZUBEREITUNG

Die grob zerkleinerten Wurzeln mit dem kochenden Wasser übergießen und 15 Minuten bei leichter Hitze köcheln lassen. Anschließend abfiltrieren und die Lösung mit Zucker einkochen, bis sich der Zucker gelöst hat. Den gewonnenen Sirup noch heiß in eine Flasche abfüllen.

TIPP

Um die appetitanregende und verdauungsfördernde Wirkung zu verstärken, sollte man den verdünnten Sirup nicht sofort hinunterschlucken, sondern einige Sekunden im Mund halten.

TAGESDOSIERUNG

1 Teelöffel des Enziansirups kann 1- bis 2-mal täglich verdünnt in etwas Wasser oder Wein bei Appetitlosigkeit (30 bis 60 Minuten vor dem Essen) oder bei Blähungen, Völlegefühl und Reizmagen (nach dem Essen) verwendet werden.

HALTBARKEIT

Im Kühlschrank gelagert 6 Monate

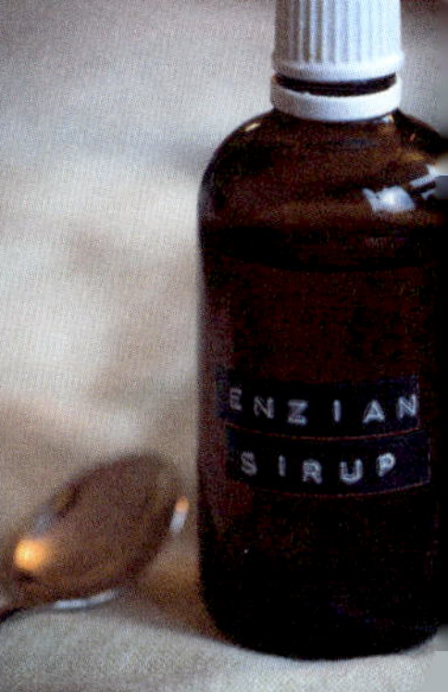

Appetitanregende Teemischung

Warum hilft diese Teemischung bei Appetitlosigkeit?

Die enthaltenen Heilpflanzen regen durch Bitterstoffe die Produktion von Verdauungssäften an und steigern den Appetit. Tausendgüldenkraut hat auch eine kräftigende Wirkung, die bei körperlicher Schwäche nach fieberhaften Erkrankungen genutzt werden kann.

Vorsicht!

Da Bitterstoffe die Produktion von Verdauungssäften und damit auch von Magensäure erhöhen, sollte dieser Tee bei Sodbrennen sowie bei bestehenden Magen- oder Zwölffingerdarmgeschwüren nicht getrunken werden.

Zutaten:

- 60 g Tausendgüldenkraut
- 20 g Wegwartewurzel
- 20 g Enzianwurzel (Gelber Enzian)

Zeitaufwand:
15 Minuten

Kurioses: Früher war Tausendgüldenkraut als Allerweltsheilmittel hochverehrt und wurde beispielsweise auch bei fieberhaften Erkrankungen zur Fiebersenkung eingesetzt.

ZUBEREITUNG

Die grob zerkleinerten Bestandteile in eine Schüssel geben, gut vermischen und in lichtgeschützte Teebeutel oder Teedosen abfüllen.

TIPP

Da man bei längerer Anwendung eine Abneigung gegenüber dem immer gleichen bitteren Geschmack der Heilpflanzen entwickelt, kann man die Mischung auch zwischendurch mit Benediktenkraut, Schafgarbe und Bitterorangenschale abändern.

TAGESDOSIERUNG

Pro Tasse 1 Esslöffel der Teemischung 10 Minuten ziehen lassen und jeweils 30 bis 60 Minuten vor den Hauptmahlzeiten trinken.

HALTBARKEIT

Lichtgeschützt bei Raumtemperatur gelagert
1 Jahr

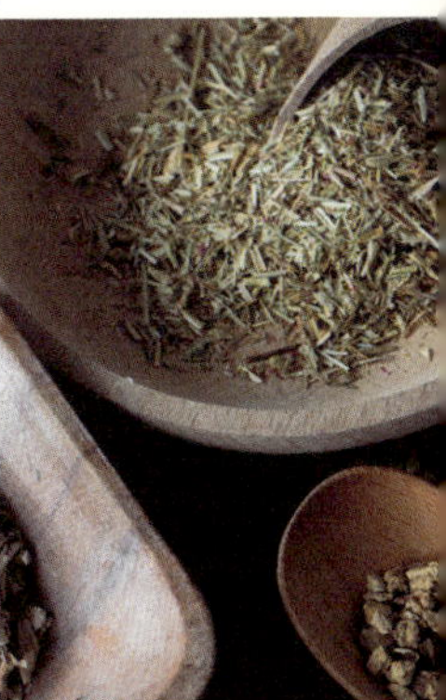

Sodbrennen, Magenschleimhautentzündung und Reizmagen

>

BEI IRRITATIONEN DER MAGENSCHLEIMHAUT und bei Sodbrennen kommen vor allem schleimhaltige Heilpflanzen wie Malve, Isländisch Moos, Leinsamen und Eibisch zum Einsatz. Durch ihre einhüllenden Effekte schützen diese die gereizten Schleimhäute und mildern dadurch die Beschwerden. Sehr spezifisch auf das Krankheitsgeschehen bei Magenschleimhautentzündung (Gastritis) wirkt die Kamille. Vor allem das ätherische Öl der Kamille besitzt hervorragende wundheilungsfördernde Wirkungen. Eine besondere Rolle spielt auch die Süßholzwurzel. Diese wirkt nämlich durch das enthaltene Glycyrrhizin entzündungshemmend, antibakteriell und schleimhautschützend.

Der Reizmagen, die sogenannte funktionelle Dyspepsie, äußert sich häufig durch eine Überempfindlichkeit im Magen, durch vorzeitiges Sättigungsgefühl, Übelkeit, Sodbrennen sowie krampfartige Schmerzen. Haben die Beschwerden keine organischen Ursachen, so stehen Pfefferminz- und Kümmelöl sowie Kamille und Melisse als sehr wirksame pflanzliche Heilmittel zur Verfügung. Es sind allen voran ihre krampflösenden Effekte, die eine Milderung bewirken. Ein Reizmagen spricht, sofern kein Magengeschwür oder eine Refluxkrankheit vorhanden ist, meist sehr gut auch auf bitterstoffhaltige und gallentreibende Heilpflanzen an. Diese sollten aber nach dem Essen angewandt werden. Da Reizmagen wesentlich durch Stress und Termindruck verstärkt wird, ist es auch wichtig, den Stress im Alltag zu reduzieren und bewusst Entspannung zu suchen.

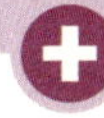

Wann sollten Sie unbedingt zum Arzt?

- bei Schluckbeschwerden
- wenn die Beschwerden länger als 3 Tage anhalten
- bei gleichzeitig auftretendem Erbrechen
- bei deutlichem, ungewolltem Gewichtsverlust (mehr als 3 kg)
- bei ständigen Schmerzen nüchtern und/oder abends
- bei sehr starken, kolikartigen Schmerzen
- bei Schmerzen nach dem Essen (Hinweis auf Magengeschwür)
- bei Blut im Stuhl oder Teerstuhl
- bei in Rücken und Arme ausstrahlenden Schmerzen
- bei bestehenden Gallenerkrankungen oder Diabetes
- bei Sodbrennen oder Magenschmerzen bei Kindern unter 7 Jahren

Teemischung bei Sodbrennen

Warum hilft diese Teemischung bei Sodbrennen?

Süßholzwurzel fördert den Aufbau der Magenschleimhaut und verringert gleichzeitig die Produktion aggressiver Magensäure. Zusätzlich wirkt sie entzündungshemmend und krampflösend. Dadurch werden Reizungen abgemildert und die Schutzbarrieren im Magen gestärkt. Außerdem zeigen Untersuchungen, dass Süßholzwurzel auch antibakteriell gegen *Helicobacter pylori* wirkt, einen Keim, der häufig für Sodbrennen, Magenschleimhautentzündungen und eine erhöhte Produktion von Magensäure verantwortlich ist. Auch Kamillenblüten wirken entzündungshemmend, krampflösend und fördern die Wundheilung. Die Schleimstoffe der Malve

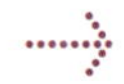

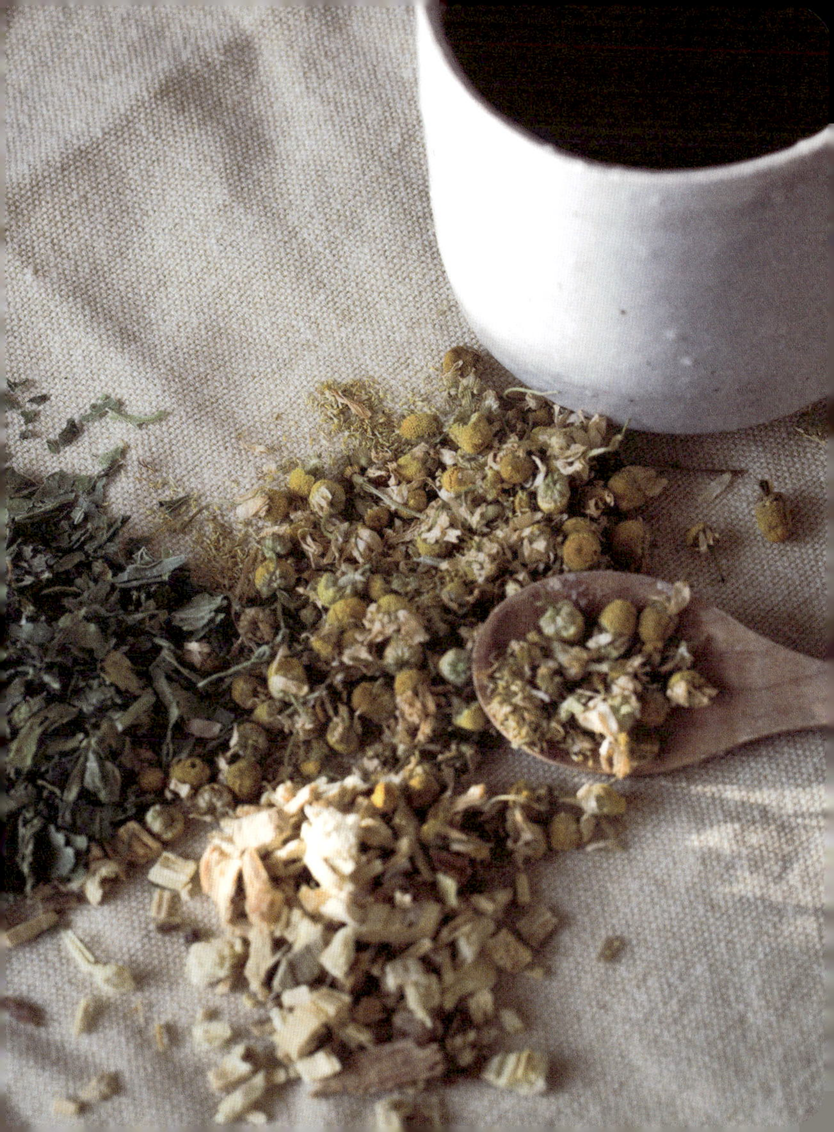

unterstützen die genannten Wirkungen, indem sie irritierte Schleimhäute in Hals und Magen regelrecht einhüllen und dadurch unempfindlicher gegenüber der aggressiven Magensäure machen.

Vorsicht!

Süßholzwurzel kann bei längerer Anwendung den Blutdruck erhöhen und Ödeme auslösen. Deshalb sollte man den Tee maximal 4 Wochen verwenden. Bei Nierenerkrankungen und Bluthochdruck sollte man auf den Tee gänzlich verzichten.

Zutaten:

- 40 g Süßholzwurzel
- 30 g Kamillenblüten
- 30 g Malvenblätter/-blüten

Zeitaufwand:
15 Minuten

Kurioses: Schon Napoleon soll stets Süßholzwurzel bei sich gehabt haben, um sein nervöses Magenleiden zu beruhigen.

ZUBEREITUNG

Die grob zerkleinerten Bestandteile in eine Schüssel geben, gut vermischen und in lichtgeschützte Teebeutel oder Teedosen abfüllen.

TIPP

Bei regelmäßigem Sodbrennen sollte man auch auf einen entspannteren Alltag achten und Lebensmittel wie Alkohol, Kaffee sowie sehr fette und süße Speisen meiden. Auch Rauchen kann die Produktion von Magensäure erhöhen.

TAGESDOSIERUNG

Pro Tasse 1 Esslöffel der Teemischung 5 Minuten ziehen lassen. Bei Beschwerden kann man 3- bis 4-mal täglich 1 Tasse trinken.

HALTBARKEIT

Lichtgeschützt bei Raumtemperatur gelagert 1 Jahr

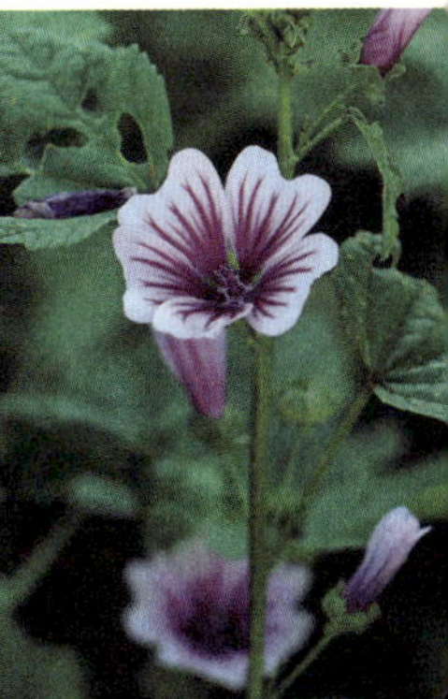

Kamillentinktur (Rollkur)

Warum hilft Kamillentinktur bei Magenbeschwerden?

Kamille wirkt krampflösend, entzündungshemmend und wundheilungsfördernd. Von besonderer Wichtigkeit ist das enthaltene Levomenol: Es hemmt die Säureproduktion im Magen und fördert die Produktion magenschützender Stoffe. Damit gehört die Kamille zu den vielversprechendsten Heilmitteln bei Sodbrennen und Magenschleimhautentzündung.

Vorsicht!

Alkoholkranke, Schwangere und Kinder dürfen alkoholische Tinkturen nicht innerlich anwenden. Bei einer Allergie gegen Korbblütler sollte man auf Kamille verzichten.

Zutaten:

- 20 g Kamillenblüten
- ca. 200 g 70%iger Alkohol

ZUBEREITUNG

Ein mindestens 300 ml fassendes Gefäß zu ca. zwei Dritteln mit den Kamillenblüten füllen, dann den Alkohol darübergießen. Für 2 Wochen an einen dunklen Ort stellen. In dieser Zeit mehrmals schütteln. Abfiltrieren und in eine Flasche abfüllen.

TIPP

Kamillentinktur eignet sich für die sog. Rollkur: Morgens, noch nüchtern, 1 Teelöffel der Tinktur in 1 Glas Wasser verdünnt trinken. Sich hinlegen, auf eine Seite drehen und für 10 Minuten seitlich liegen bleiben. Dasselbe auf der anderen Seite, dem Rücken und dem Bauch wiederholen. So kommt die gesamte Magenschleimhaut mit der Kamille in Kontakt. Die Rollkur kann man auch mit 2 Tassen frisch zubereitetem Kamillentee durchführen.

TAGESDOSIERUNG

3-mal täglich 20 Tropfen in 1 Glas Wasser, als Rollkur morgens 1 Teelöffel in 1 Glas Wasser

HALTBARKEIT

Lichtgeschützt bei Raumtemperatur gelagert 1 Jahr

Zeitaufwand:
15 Minuten plus 2 Wochen Ansatzzeit

Kurioses: Im Gegensatz zur alkoholischen Tinktur löst sich im Kamillentee nur ein Teil der wundheilungsfördernden ätherischen Öle (ca. 15 %). Deshalb sollte man den Tee bei Magenschleimhautentzündung oder Sodbrennen konzentriert (1 Esslöffel pro Tasse) zubereiten, um das wundheilungsfördernde und schleimhautschützende Prinzip der Kamille nutzen zu können.

Teemischung bei Reizmagen

Warum hilft diese Teemischung bei Reizmagen?

Kamille hemmt die Produktion von Magensäure, regt jene magenschützender Stoffe an und wirkt, wie Melisse und Pfefferminze, krampflösend. Bitterstoffe in den Artischockenblättern regen die Produktion von Verdauungssäften an. Sie helfen gegen Blähungen und Verdauungsträgheit, die oft mit Reizmagen in Verbindung stehen. Das blähungstreibende und entkrampfende Kümmelöl unterstützt diese Wirkung.

Vorsicht!

Pfefferminze erleichtert den Übertritt von Magensäure in die Speiseröhre. Bei Sodbrennen oder Reflux sollte man also auf Pfefferminze verzichten.

Zutaten:

- 40 g Kamillenblüten
- 20 g Melissenblätter
- 20 g Pfefferminzblätter
- 20 g Artischockenblätter
- 5 Tropfen ätherisches Kümmelöl

Zeitaufwand:
15 Minuten

Kurioses: Kümmelöl kann in hohen Dosen zu Erregungszuständen führen. Darum sollte man innerlich maximal 6 Tropfen Kümmelöl pro Tag einnehmen.

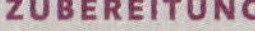

ZUBEREITUNG

Die grob zerkleinerten Bestandteile in eine Schüssel geben, das Kümmelöl auf die Mischung tropfen, alles gut vermischen und in lichtgeschützte Teebeutel oder Teedosen abfüllen.

TIPP

Leidet man an Sodbrennen oder Refluxkrankheit, lässt man die Pfefferminzblätter besser weg und verwendet stattdessen mehr Melissenblätter.

TAGESDOSIERUNG

Pro Tasse 1 Esslöffel der Teemischung 5 Minuten ziehen lassen und jeweils nach den Hauptmahlzeiten (3-mal täglich) trinken.

HALTBARKEIT

Lichtgeschützt bei Raumtemperatur gelagert 1 Jahr

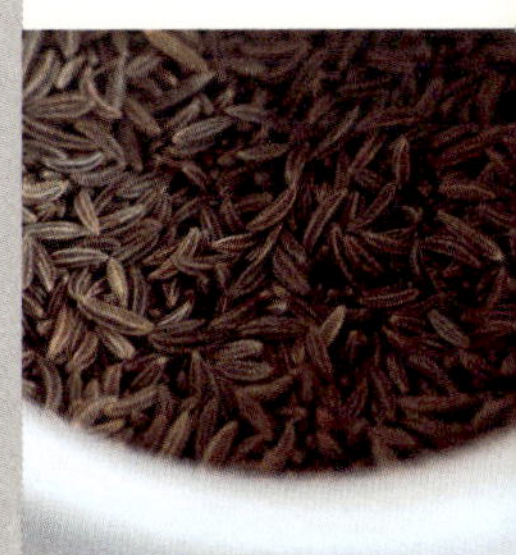

Übelkeit und Erbrechen

>

ÜBELKEIT UND ERBRECHEN können viele Ursachen haben. Neben bakteriellen oder viralen Erkrankungen können auch eine Schwangerschaft, Sodbrennen oder beispielsweise die Reisekrankheit zu Übelkeit führen. Sofern sich die Beschwerden im Rahmen der Möglichkeiten der Selbstmedikation (siehe S. 39) bewegen, eignen sich vor allem Pfefferminz-, Melissen- und Ingwertee. Zusätzlich sollte man darauf achten, nur kleine Mahlzeiten zu sich zu nehmen und Flüssigkeit regelmäßig, aber langsam, schluckweise und eher kalt zu trinken. Man kann sich zusätzlich eine Wärmflasche auf den Bauch legen und sollte auch nach Abklingen der Übelkeit leicht verdauliche Kost zu sich nehmen. Vor allem säure- und fetthaltige sowie stark gewürzte Speisen sollte man meiden.

Wann sollten Sie unbedingt zum Arzt?

- bei Erbrechen bei Säuglingen, Kleinkindern, immungeschwächten Personen und Senioren
- bei intensivem, anhaltendem Erbrechen (häufiger als 3- bis 4-mal täglich)
- bei gleichzeitig auftretendem Fieber
- bei Erbrechen mit Verwirrtheit
- bei Erbrechen, das mehr als 2 Tage anhält
- bei Erbrechen nach Stürzen
- bei Blut im Erbrochenen
- bei Erbrechen mit starkem Schwindel oder Kreislaufproblemen
- bei Essstörungen
- bei Erbrechen in Verbindung mit Augenschmerzen, starken Brustschmerzen oder bei gleichzeitig auftretenden starken Bauchschmerzen

Teemischung gegen Erbrechen

Warum hilft diese Teemischung bei Erbrechen?

Das Menthol der Pfefferminze wirkt betäubend auf die Magenschleimhaut und macht sie unempfindlicher gegenüber Irritationen, weitere Inhaltsstoffe wirken krampflösend, blähungstreibend, galle- und verdauungsanregend. Melisse beruhigt den nervösen Magen, löst Krämpfe und wertet den Tee geschmacklich auf. Kamille entspannt die Muskulatur im Magen-Darm-Trakt und unterstützt so den krampflösenden Effekt.

Vorsicht!

Pfefferminze erleichtert den Übertritt von Magensäure in die Speiseröhre. Bei Sodbrennen oder Reflux sollte man also auf Pfefferminze verzichten.

Zutaten:

- 40 g Pfefferminzblätter
- 30 g Melissenblätter
- 20 g Kamillenblüten

Zeitaufwand:
15 Minuten

Kurioses: Pfefferminze entstand im 17. Jahrhundert in England durch die Kreuzung von Wasser- und Ährenminze.

ZUBEREITUNG

Die grob zerkleinerten Bestandteile in eine Schüssel geben, gut vermischen und in lichtgeschützte Teebeutel oder Teedosen abfüllen.

TIPP

Bei einer Abneigung gegen den Geschmack der Kamille kann man diese auch weglassen.

TAGESDOSIERUNG

Pro Tasse 1 Esslöffel der Teemischung 5 Minuten ziehen lassen. Bei Beschwerden kann man 2- bis 3-mal täglich 1 Tasse trinken.

HALTBARKEIT

Lichtgeschützt bei Raumtemperatur gelagert 1 Jahr

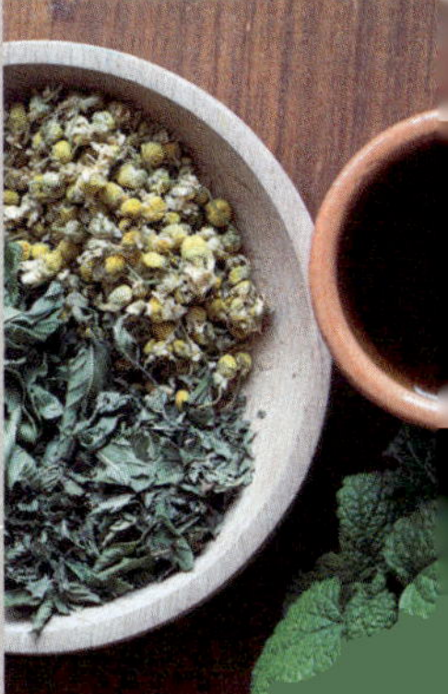

Wermutwein

Warum hilft Wermutwein bei Übelkeit?

Die im Wermut enthaltenen Bitterstoffe regen die Produktion von Verdauungssäften an. Gleichzeitig erhöhen diese die Magen-Darm-Tätigkeit und eliminieren dadurch eine Ursache für Übelkeit. Wermut erhöht darüber hinaus auch die Gallenproduktion, wirkt blähungstreibend und gilt als kräftigende Heilpflanze. Besonders nach überstandenen fieberhaften Erkrankungen mit allgemeiner körperlicher Schwäche regt Wermut neben dem Tausendgüldenkraut den Appetit an und bringt einen schnell wieder auf die Beine.

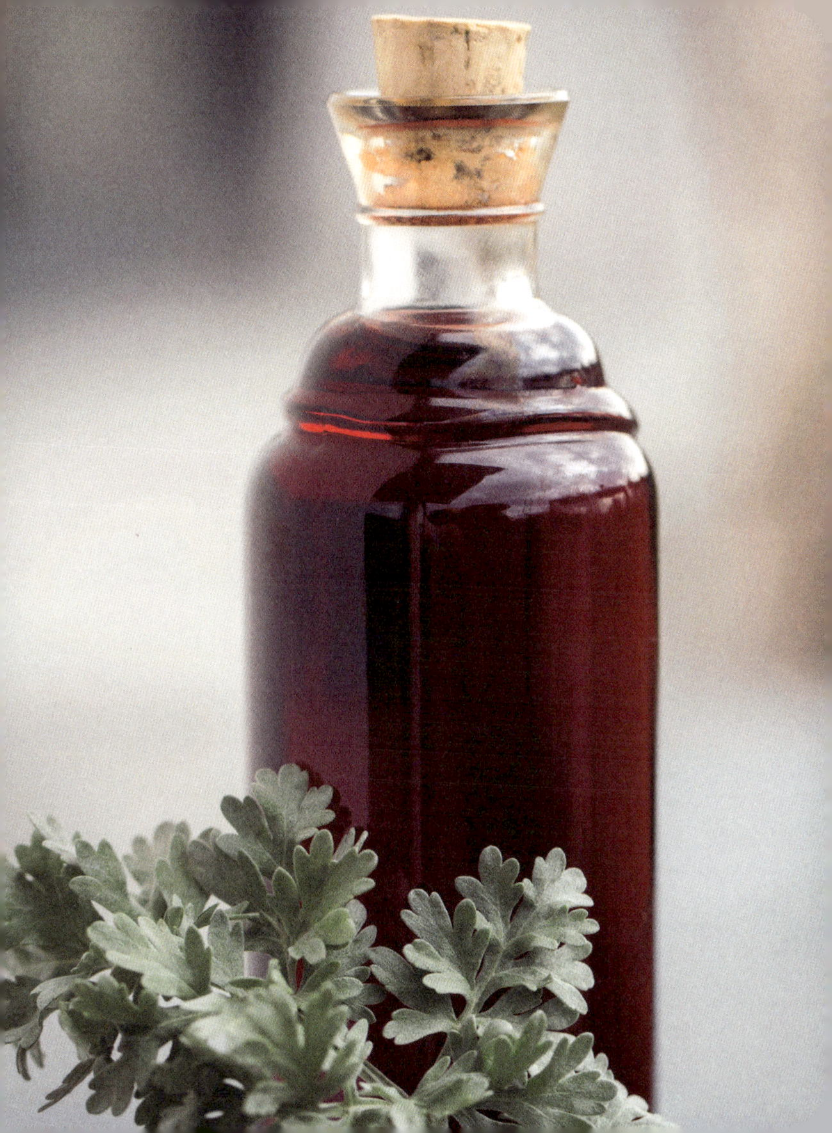

Vorsicht!

Im Rahmen der empfohlenen Tagesdosierung ist Wermut sehr gut verträglich. Das im ätherischen Öl enthaltene nervenschädigende Thujon ist nur im reinen ätherischen Öl in relevanten Dosierungen zu finden, spielt im Wermutwein in der empfohlenen Tagesdosierung aber keine Rolle. Kinder, Schwangere, Stillende und alkoholkranke Personen dürfen Wermutwein nicht einnehmen.

Zutaten:

- 5 g Wermut
- 500 ml eines guten handelsüblichen Rotweins

ZUBEREITUNG

Den grob zerkleinerten Wermut mit dem Wein übergießen und 1 Woche an einen kühlen Ort stellen. Das Gefäß in dieser Zeit mehrmals schütteln. Dann abfiltrieren und den gewonnenen Kräuterwein in den Kühlschrank stellen.

TIPP

Der Kräuterwein kann mit etwas Honig gesüßt werden.

TAGESDOSIERUNG

Bei Übelkeit (vor allem bei Reisekrankheit) bis zu 3-mal täglich 1 Schnapsglas (2 cl) Wermutwein schluckweise und am besten kühl trinken.

HALTBARKEIT

Im Kühlschrank gelagert 1 Jahr

Zeitaufwand:
15 Minuten plus
1 Woche Ansatzzeit

Kurioses: Der Absinth wird ebenfalls aus Wermut gewonnen. Lange Zeit war dieser wegen hoher Thujongehalte und der damit in Verbindung gebrachten nervenschädigenden Wirkungen und Rauschzustände verboten. Heutzutage findet man ihn mit einem reduzierten Thujongehalt wieder im Handel.

Ingwertee

Warum hilft Ingwertee bei Übelkeit?

Die enthaltenen scharf schmeckenden Inhaltsstoffe wie Shogaole und Gingerole reduzieren sehr effektiv Brechreiz. Vor allem bei Reisekrankheit, also bei Übelkeit infolge einer Auto- oder Schiffsfahrt, ist die Anwendung wissenschaftlich gut belegt. Daneben verstärken die Scharfstoffe die Speichel- und Magensaftproduktion und beschleunigen die Magen- und Darmbewegung, wodurch die Übelkeit ebenfalls verringert und die Verdauungstätigkeit insgesamt verstärkt wird.

Vorsicht!

Ingwer regt die Gallentätigkeit an. Man sollte also bei Gallensteinen auf Ingwer verzichten, da es sonst zu Gallenkoliken kommen kann.

Zutaten:

- 150 ml Wasser
- 1 Teelöffel Ingwerwurzel

Zeitaufwand:
15–20 Minuten

Kurioses: Der Genuss von Ingwertee führt vor allem in den kalten Wintermonaten zu einem wohligen Wärmegefühl, weil er die Durchblutung in der Haut erhöht.

ZUBEREITUNG

Das Wasser zusammen mit dem grob zerkleinerten Ingwer aufkochen und 10 Minuten leicht köcheln lassen. Anschließend abfiltrieren und den Tee lauwarm trinken.

TIPP

Ingwertee eignet sich nicht nur bei Verdauungsbeschwerden mit Übelkeit, sondern, mit einem Teelöffel Honig versetzt, auch hervorragend bei einer beginnenden Erkältung.

TAGESDOSIERUNG

Bei Übelkeit 2- bis 3-mal täglich jeweils 1 Tasse am besten langsam und schluckweise trinken.

HALTBARKEIT

Zum sofortigen Gebrauch gedacht, im Kühlschrank gelagert 1 Tag

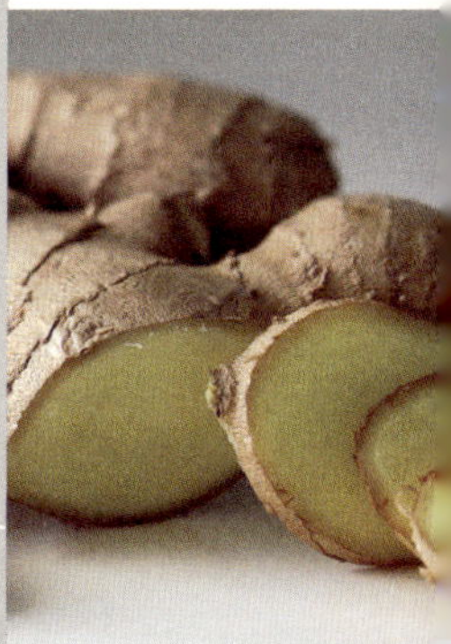

Völlegefühl und Verdauungsschwäche

>

EINEM VÖLLEGEFÜHL UND EINER TRÄGEN VERDAUUNG wird am besten mit bitterstoffhaltigen Heilpflanzen, Pflanzen mit Scharfstoffen oder ätherischen Ölen begegnet. In der Volksheilkunde sind hierzu in den letzten Jahrhunderten eine Vielzahl an populären alkoholischen Heilmitteln entstanden, die, jeweils vor oder nach dem Essen getrunken, die Verdauung anregen und leichte Verdauungsbeschwerden abmildern.

Auch der Grund für die Verwendung der meisten Gewürze liegt, neben der geschmacklichen Note, vor allem in der verdauungsanregenden, blähungstreibenden und mitunter antimikrobiellen Wirkung dieser Stoffe. Dementsprechend ist gerade bei Gewürzen der Übergang zwischen Gewürz- und Heilmittel fließend.

Wann sollten Sie unbedingt zum Arzt?

- bei wiederkehrenden Bauchschmerzen an derselben Stelle
- wenn die Beschwerden länger als 3 Tage anhalten
- bei starken, plötzlich auftretenden und anhaltenden Schmerzen im Magen-Darm-Bereich
- bei deutlichem, ungewolltem Gewichtsverlust (mehr als 3 kg)
- bei Gelbfärbung der Haut, der Schleimhäute und der Augen
- bei Blässe oder andauernder Müdigkeit

Schafgarbenlikör

Warum hilft Schafgarbenlikör bei Verdauungsbeschwerden?

Die Schafgarbe enthält als relevante Inhaltsstoffe Bitterstoffe, ätherisches Öl und Flavonoide. Diese regen die Produktion von diversen Verdauungssäften an, steigern den Appetit, wirken krampflösend und entzündungshemmend. Dadurch werden Appetitlosigkeit, Völlegefühl, Magenkrämpfe, Blähungen und leichte Gallenkoliken gebessert.

Vorsicht!

Kinder, Schwangere, Stillende und alkoholkranke Personen dürfen Schafgarbenlikör nicht einnehmen. Bei einer Allergie gegen Korbblütler sollte man auf Schafgarbe verzichten.

Zutaten:

- 5 g getrocknetes Schafgarbenkraut
- 200 ml 30%iger Alkohol
- 2 Teelöffel Honig

Zeitaufwand:
15 Minuten plus
2 Wochen Ansatzzeit

ZUBEREITUNG

Das getrocknete Schafgarbenkraut in ein mindestens 300 ml fassendes Gefäß geben und dieses mit dem Alkohol auffüllen. Das Ganze 2 Wochen an einem dunklen Platz stehen lassen. Das Gefäß in dieser Zeit mehrmals schütteln. Anschließend abfiltrieren, die gewonnene Lösung mit dem Honig versetzen und in eine 200 ml fassende Flasche abfüllen.

Kurioses:
Im Alpenraum wird der Schafgarbenlikör häufig auch mit der hochalpinen Moschusschafgarbe zubereitet; diese steht allerdings unter Naturschutz.

TIPP

In der Volksheilkunde wird Schafgarbenlikör auch bei Erkältungskrankheiten und Schlafproblemen getrunken.

TAGESDOSIERUNG

Bei Verdauungsschwierigkeiten, Völlegefühl oder leichten Magen-Darm-Krämpfen kann man 1- bis 2-mal täglich 1 Schnapsglas (2 cl) des Likörs zu sich nehmen.

HALTBARKEIT

Im Kühlschrank gelagert 1 Jahr

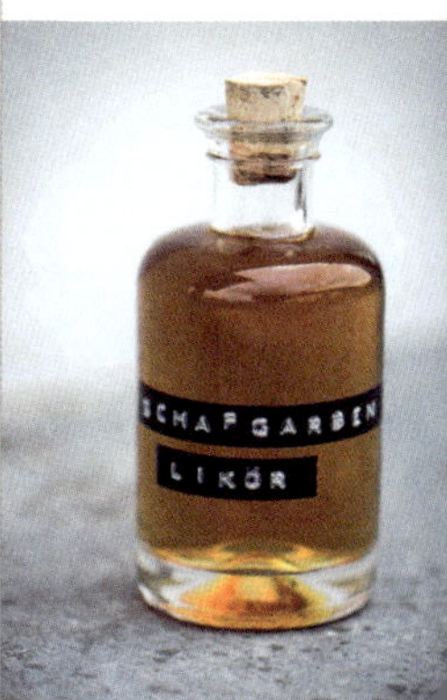

Enzianschnaps

Warum hilft Enzianschnaps bei Verdauungsbeschwerden?

Die in der Enzianwurzel enthaltenen Bitterstoffe wie Gentiopikrosid und Amarogentin regen die Produktion von Verdauungssäften reflektorisch an. Diese ermöglichen eine schnellere und effektivere Verdauung der aufgenommenen Nahrung sowie eine Besserung von Blähungen und leichten Krämpfen.

Vorsicht!

Kinder, Schwangere, Stillende und alkoholkranke Personen dürfen Enzianschnaps nicht einnehmen. Vorsicht ist auch bei Personen mit Gastritis und Sodbrennen angebracht, da der Genuss von Enzianschnaps die Beschwerden verschlimmern kann.

Zutaten:

- 25 g Enzianwurzel (Gelber Enzian)
- 1 l 40%iger Alkohol

Zeitaufwand:
15 Minuten plus
3 Wochen Ansatzzeit

ZUBEREITUNG

Die grob gehackte Enzianwurzel mit dem Alkohol übergießen und 3 Wochen stehen lassen. Das Gefäß in dieser Zeit mehrmals schütteln. Anschließend abfiltrieren und in eine Flasche abfüllen.

TIPP

Man kann daraus auch einen Likör machen: Hierzu bereitet man lediglich statt eines 40%igen Alkohols einen 30%igen zu und süßt den gewonnenen Auszug mit 100 g Honig oder Zucker.

TAGESDOSIERUNG

Bei Verdauungsschwierigkeiten 1 Schnapsglas (2 cl)

HALTBARKEIT

Lichtgeschützt bei Raumtemperatur gelagert 2 Jahre

Kurioses:
Amarogentin ist mit einem Bitterwert von 58.000.000 (1 g Amarogentin lässt bis zu 58.000 l Wasser bitter schmecken) der bitterste Naturstoff, den wir kennen. Enzianschnaps weist einen Bitterwert von 1.000 auf.

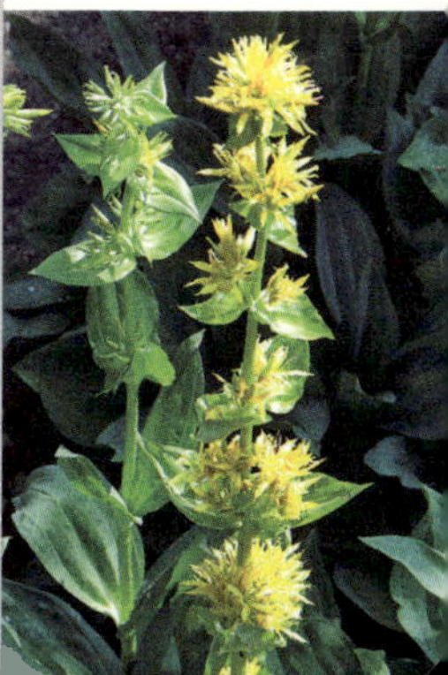

Nussschnaps

Warum hilft Nussschnaps bei Verdauungsbeschwerden?

Die Anwendung entstammt der Erfahrungsmedizin und wurde bisher nicht wissenschaftlich untersucht. In der mitteleuropäischen Volksheilkunde wird Nussschnaps seit mehreren Jahrhunderten auch als verdauungsfördernder Schnaps empfohlen.

Vorsicht!

Kinder, Schwangere, Stillende und alkoholkranke Personen dürfen Nussschnaps nicht einnehmen.

Zutaten:

- 6 frische grüne Walnüsse
- 1 l 40%iger Alkohol
- 50 g Zucker
- 1 Gewürznelke
- 1 Stange Zimt und/oder 1 Vanilleschote

ZUBEREITUNG

Die Walnüsse samt grüner Schale halbieren, mit dem Alkohol übergießen und 3 Wochen an einen dunklen Platz stellen. Das Gefäß in dieser Zeit mehrmals schütteln. Dann den Zucker und die restlichen Zutaten hinzugeben und 1 weitere Woche stehen lassen. Anschließend abfiltrieren.

TIPP

Den Schnapsansatz kann man statt mit Zucker auch mit „Mognzucker" machen. Dabei handelt es sich um in Südtirol erhältliche, mit diversen Gewürzen aromatisierte Zuckerwürfel.

TAGESDOSIERUNG

Bei Völlegefühl kann 1 Schnapsglas (2 cl) Nussschnaps nach dem Essen genossen werden.

HALTBARKEIT

Lichtgeschützt bei Raumtemperatur gelagert 2 Jahre

Zeitaufwand:
20 Minuten plus 4 Wochen Ansatzzeit

Kurioses:
Die Volksmedizin führt den Johannistag (24. Juni) als letzten möglichen Tag an, um grüne Walnüsse zu sammeln.

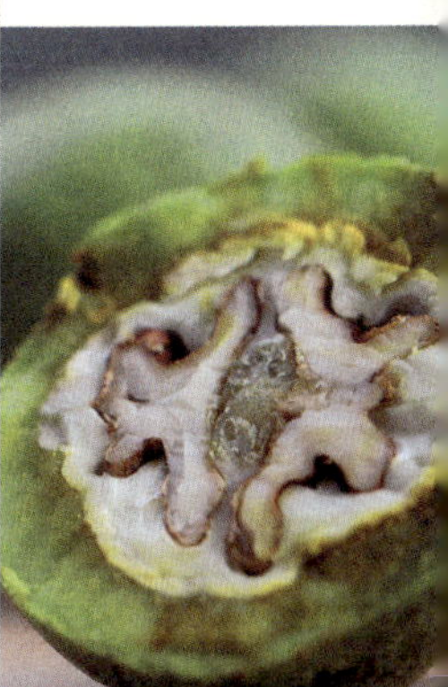

Magenbitter

Warum hilft dieser Magenbitter bei Verdauungsbeschwerden?

Die in Wermut, Enzian, Tausendgüldenkraut und Bitterorangenschalen enthaltenen Bitterstoffe regen über ihren Geschmack die Produktion von diversen Verdauungssäften an. Dadurch werden Beschwerden wie Völlegefühl, Blähungen oder leichte Magen-Darm-Krämpfe gebessert. Ceylonzimt wirkt ebenfalls blähungstreibend, appetit- und verdauungsanregend, wertet den Magenbitter gleichzeitig aber auch geschmacklich auf.

Vorsicht!

Kinder, Schwangere, Stillende und alkoholkranke Personen dürfen Magenbitter nicht einnehmen.

Zutaten:

- 1 g Ceylonzimt
- 3 g Tausendgüldenkraut
- 2 g Wermutkraut
- 3 g Bitterorangenschale
- 3 g Enzianwurzel (Gelber Enzian)
- ca. 100 g 70%iger Alkohol

Zeitaufwand:
20 Minuten plus
3 Wochen Ansatzzeit

Kurioses:
Statt Ceylonzimt wird oft auch der billigere Cassiazimt verwendet. Dieser schmeckt zwar intensiver, enthält aber im Gegensatz zu Ceylonzimt das in hohen Mengen leberschädigende Cumarin.

ZUBEREITUNG

Die grob zerkleinerten Heilpflanzen mit dem Alkohol übergießen und 3 Wochen stehen lassen. Das Gefäß in dieser Zeit mehrmals schütteln. Anschließend abfiltrieren und die gewonnene Lösung in eine Flasche abfüllen.

TIPP

Mit einem Tropfaufsatz ist die Dosierung viel einfacher. Flaschen mit Tropfaufsatz sind in Apotheken erhältlich.

TAGESDOSIERUNG

Bei Völlegefühl, Blähungen oder Reizmagen können 20 Tropfen verdünnt in etwas Wasser bis zu 3-mal täglich eingenommen werden.

HALTBARKEIT

Lichtgeschützt bei Raumtemperatur gelagert 2 Jahre

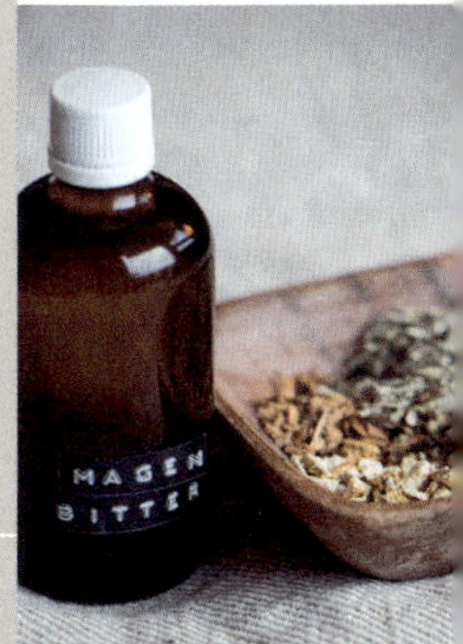

Magen-Darm-Krämpfe, Blähungen und Reizdarm

>

BEI BLÄHUNGEN eignen sich vor allem Kümmel-, Fenchel-, Anis- und Dillfrüchte. Die enthaltenen ätherischen Öle wirken antibakteriell und regen die Durchblutung im Magen-Darm-Trakt an. Dadurch werden Darmgase rascher resorbiert, also in den Blutkreislauf aufgenommen, und Darmkrämpfe gelöst. Um eine optimale Freisetzung an wirksamen ätherischen Ölen zu erreichen, sollte man die Früchte kurz vor der Anwendung eines Tees in einem Mörser leicht zerquetschen. Kamillenblüten, Melissenblätter und Pfefferminzblätter entfalten vor allem entkrampfende Eigenschaften und eignen sich somit bei krampfartigen Beschwerden, unterstützen aber auch die Wirkungen der vorher genannten Pflanzen bei Blähungen. Bei Reizdarm erweisen sich vor allem Pfefferminzblätter und Kümmelfrüchte als entkrampfend und entblähend. Hier können aber auch bitterstoffhaltige Heilpflanzen mit ihrer verdauungsanregenden Wirkung sehr hilfreich sein.

Bei regelmäßigen Beschwerden führen Sie am besten ein Tagebuch mit Aufzeichnungen zu ihren Ernährungsgewohnheiten, um eventuelle Unverträglichkeiten zu ermitteln. Stress schlägt nicht nur auf den Magen, sondern auch auf den Darm. Besonders bei chronischen Reizzuständen wie Reizdarm sollte daher Stress reduziert werden.

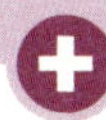

Wann sollten Sie unbedingt zum Arzt?

- bei wiederkehrenden Bauchschmerzen an derselben Stelle
- wenn die Beschwerden länger als 3 Tage anhalten
- bei Schmerzen und Berührungsempfindlichkeit im rechten Unterbauch
- bei Kindern, wenn die Bauchschmerzen länger als 3 Stunden anhalten
- bei starken, plötzlich auftretenden und anhaltenden Schmerzen im Magen-Darm-Bereich
- bei gleichzeitig auftretendem Fieber
- bei deutlichem, ungewolltem Gewichtsverlust (mehr als 3 kg)
- bei Wechsel zwischen Durchfall und Verstopfung

Blähungstreibender Tee

Warum hilft diese Teemischung bei Blähungen?

Die ätherischen Öle von Kümmel und Fenchel haben krampflösende und blähungstreibende Eigenschaften. Die Melissenblätter unterstützen den krampflösenden Effekt und wirken zudem leicht beruhigend.

Vorsicht!

Im Rahmen der empfohlenen Tagesdosierung sind keine Einschränkungen bekannt.

Zutaten:

- 40 g Kümmelfrüchte
- 40 g Fenchelfrüchte
- 20 g Melissenblätter

Zeitaufwand:
15 Minuten

Kurioses:
Die zugeführte Wärme des Tees unterstützt die blähungstreibende und entkrampfende Wirkung.

ZUBEREITUNG

Die grob zerkleinerten Bestandteile (Kümmel- und Fenchelfrüchte können ganz belassen werden) in eine Schüssel geben, gut vermischen und in lichtgeschützte Teebeutel oder Teedosen abfüllen. Kurz vor der Zubereitung des Tees 1 Esslöffel der Teemischung wegen der enthaltenen Fenchel- und Kümmelfrüchte in einem Mörser kurz zerreiben.

TIPP

Daneben wirken auch zahlreiche Gewürze wie Kardamom, Dill, Anis, Sternanis, Zimt und Koriander blähungstreibend. Bauen Sie diese also am besten in Ihren täglichen Speiseplan ein.

TAGESDOSIERUNG

2- bis 3-mal täglich 1 Tasse Tee. Pro Tasse 1 Esslöffel der Teemischung 5 Minuten ziehen lassen.

HALTBARKEIT

Lichtgeschützt bei Raumtemperatur gelagert 1 Jahr

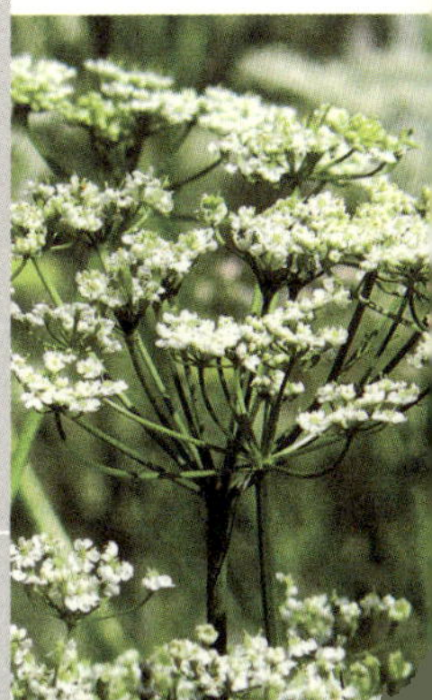

Krampflösendes Massageöl

Warum hilft diese Ölmischung bei Blähungen?

Die ätherischen Öle aus Kümmel, Fenchel und Anis entfalten auch äußerlich aufgetragen entkrampfende und blähungstreibende Eigenschaften. In der Aromatherapie werden sie deshalb bei krampfartigen Bauchschmerzen angeraten. Das Lavendelöl entkrampft ebenfalls, wirkt entspannend und wertet die Ölmischung auch geruchsmäßig auf.

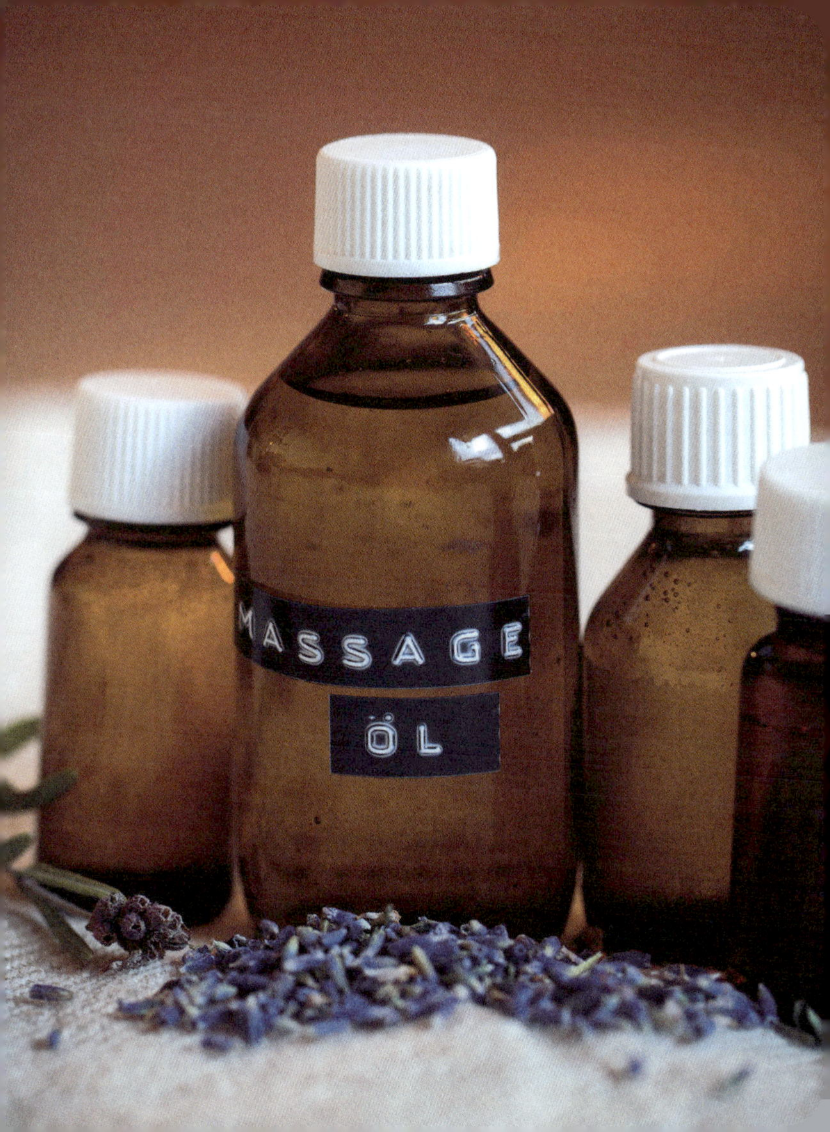
MASSAGE
ÖL

Vorsicht!

In seltenen Fällen können ätherische Öle auch in verdünntem Zustand Hautallergien verursachen. Deshalb sollte man vor der Anwendung den Armbeugetest durchführen: Einen Tropfen der Ölmischung auf die Armbeuge geben, einreiben und 30 Minuten warten, ob es zu einer Hautreaktion kommt. Kommt es zu einer Hautrötung, nochmals 30 Minuten warten. Treten Pusteln auf oder bleibt die Haut gerötet, ist dies ein Hinweis auf eine allergische Reaktion.

Zutaten:

- 2 Tropfen Kümmelöl
- 1 Tropfen Fenchelöl
- 1 Tropfen Anisöl
- 2 Tropfen Lavendelöl
- 30 ml Mandelöl

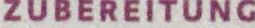

ZUBEREITUNG

Die ätherischen Öle mit dem Mandelöl vermischen und in eine Flasche mit Tropfaufsatz füllen. Die Bauchgegend sanft mit dem Massageöl massieren.

TIPP

Unterstützend kann man eine Wärmflasche (Vorsicht, nicht zu heiß!) auf den Bauch legen. Gerade bei Kindern sollte man die Grenzen der Selbstmedikation penibel einhalten – Schmerzen und Berührungsempfindlichkeit im rechten Unterbauch können ein Hinweis auf eine Blinddarmentzündung sein und bedürfen einer raschen ärztlichen Abklärung.

TAGESDOSIERUNG

Bei leichten Bauchkrämpfen und Blähungen 2- bis 3-mal täglich im Bauchbereich einmassieren.

HALTBARKEIT

Lichtgeschützt bei Raumtemperatur gelagert 1 Jahr

Zeitaufwand:
15 Minuten

Kurioses:
Lavendelöl wurde in purer Form während des Ersten Weltkrieges in den französischen Lazaretten sogar zur Wunddesinfektion verwendet.

Melissengeist

Warum hilft Melissengeist bei nervösem Magen und Blähungen?

Melissenblätter haben eine beruhigende, krampflösende, antibakterielle, antivirale und blähungstreibende Wirkung und werden deshalb seit Jahrhunderten als Tee oder alkoholische Lösung bei Reizmagen, Krämpfen und Blähungen verwendet.

Vorsicht!

Kinder, Schwangere, Stillende und alkoholkranke Personen dürfen Melissengeist nicht einnehmen. Melissenblätter an sich sind sehr gut verträglich.

Zutaten:

- 20 g Melissenblätter
- 250 ml 40%iger Alkohol

ZUBEREITUNG

Die grob zerkleinerten Melissenblätter in einem mindestens 300 ml fassenden Gefäß mit dem Alkohol übergießen und 2 Wochen an einen dunklen Platz stellen. Das Gefäß in dieser Zeit mehrmals schütteln. Dann abfiltrieren und in eine Flasche abfüllen.

TIPP

Zum Ansatz kann man je nach geschmacklichen Vorlieben auch andere krampflösende und blähungstreibende Heilpflanzen wie Anis, Fenchel, Pfefferminze oder Kümmel hinzugeben.

TAGESDOSIERUNG

1- bis 2-mal täglich 1 Schnapsglas (2 cl)

HALTBARKEIT

Lichtgeschützt bei Raumtemperatur gelagert 1 Jahr

Zeitaufwand:
15 Minuten plus
2 Wochen Ansatzzeit

Kurioses:
Der Melissengeist wird volksmedizinisch auch äußerlich bei Muskel- und Gelenkschmerzen sowie als Einreibung bei Bauchschmerzen verwendet.

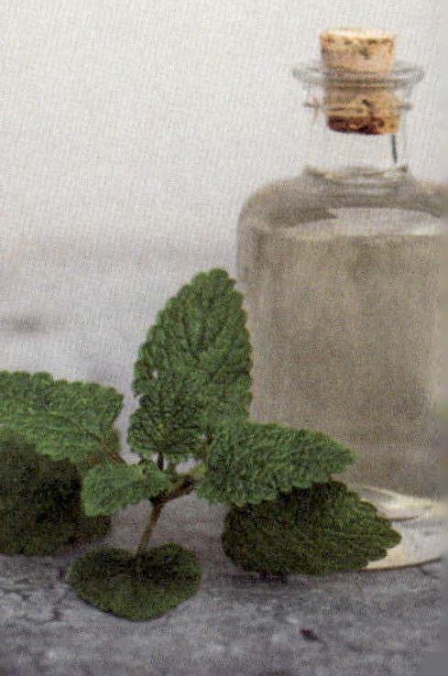

Teemischung bei Reizdarm

Warum hilft diese Teemischung bei Reizdarm?

Melissenblätter wirken beruhigend und krampflösend. Kümmelfrüchte sind blähungstreibend, verbessern aber auch die bei Reizdarm häufig gestörte Darmflora. Pfefferminzblätter unterstützen die entkrampfende Wirkung und vermindern eine eventuell bestehende Übelkeit. Schafgarbenkraut wirkt antibakteriell, entzündungshemmend, entkrampfend und regt durch Bitterstoffe die Produktion von Verdauungssäften an.

Vorsicht!

Pfefferminze erleichtert den Übertritt von Magensäure in die Speiseröhre. Bei Sodbrennen oder Reflux sollte man also auf Pfefferminze verzichten.

Zutaten:

- 30 g Melissenblätter
- 30 g Kümmelfrüchte
- 20 g Pfefferminzblätter
- 20 g Schafgarbenkraut

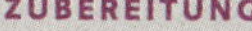

ZUBEREITUNG

Die grob zerkleinerten Zutaten in eine Schüssel geben, gut vermischen und in lichtgeschützte Teebeutel oder Teedosen füllen. Kurz vor der Zubereitung des Tees die Mischung wegen der enthaltenen Kümmelfrüchte in einem Mörser kurz anstoßen.

TIPP

Man kann 2 bis 3 Tropfen reines Kümmelöl zur gesamten Teemischung geben. Innerlich sollte man aber maximal 6 Tropfen pro Tag einnehmen, da es sonst zu Erregungszuständen kommen kann.

TAGESDOSIERUNG

Pro Tasse 1 Esslöffel der Teemischung 5 Minuten ziehen lassen. Bei Beschwerden 2- bis 3-mal täglich 1 Tasse trinken.

HALTBARKEIT

Lichtgeschützt bei Raumtemperatur gelagert 1 Jahr

Zeitaufwand:
15 Minuten

Kurioses:
Ein Teelöffel Kümmel enthält ca. 2 g verdauungsfördernde Ballaststoffe, die bereits 10 % der empfohlenen Tagesmenge ausmachen.

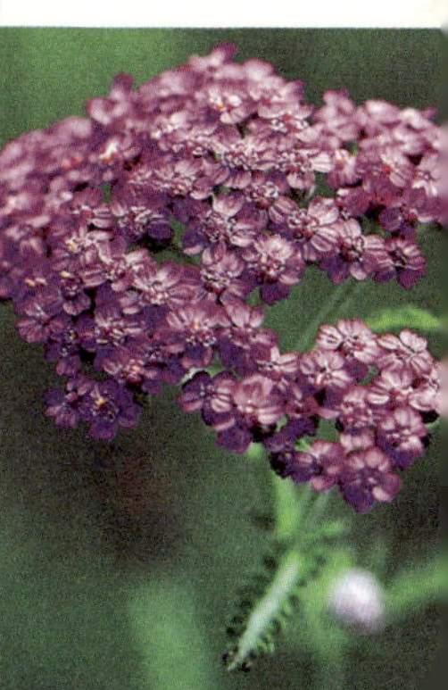

Durchfall

>

HEILPFLANZEN UND HAUSMITTEL eignen sich bei kurzfristigen unkomplizierten Durchfallerkrankungen. Anwendung finden vor allem gerbstoffhaltige Heilpflanzen wie Blutwurz, getrocknete Heidelbeeren, Brombeerblätter, Schwarztee und Frauenmantel. Gerbstoffe machen die Schleimhaut unempfindlicher gegenüber Reizungen und erschweren Bakterien das Eindringen in die Darmschleimhaut. Daneben zeigen besonders bei Kindern auch pektinhaltige Nahrungsmittel wie Karotten, Bananen und Äpfel aufgrund ihrer wasserbindenden und damit stopfenden Eigenschaften eine positive Wirkung. Generell sollte man bei Durchfall auf eine darmschonende Ernährung achten. Das heißt, man sollte nichts Fettes, Scharfes oder sehr Süßes essen und leicht stopfende Lebensmittel wie geriebene Äpfel oder Bananen zu sich nehmen. Auch Salzstangen und weißer Reis können bei akutem Durchfall die Symptome rascher abklingen lassen.

Wann sollten Sie unbedingt zum Arzt?

- bei Beschwerden, die länger als 3 bis 4 Tage andauern (Säuglinge, Kleinkinder und Senioren sollten sofort zum Arzt)
- bei Fieber über 39 °C
- bei Verlust von mehr als 5 % des Körpergewichtes
- bei kolikartigen Schmerzen und Krämpfen
- bei blutigem oder schleimigem Stuhl
- bei Wechsel zwischen Durchfall und Verstopfung
- bei vorhergehendem Aufenthalt im Ausland

Teemischung gegen Durchfall

Warum hilft diese Teemischung bei Durchfallerkrankungen?

Bei akutem Durchfall sind es vor allem die pflanzlichen Gerbstoffe, die wirken: Durch ihre zusammenziehenden und abdichtenden Effekte machen sie die gereizten Schleimhäute unempfindlicher gegenüber Bakterien und anderen Reizstoffen. Die Blutwurz wirkt durch hohe Gerbstoffgehalte besonders effektiv. Die getrockneten Heidelbeeren unterstützen ebenfalls durch Gerbstoffe und Pektine die stopfende und reizmildernde Wirkung. Die Brombeerblätter erfüllen in dieser Mischung gleich zwei Funktionen: Zum einen verhindern die feinen Härchen der Brombeerblätter die Entmischung der einzelnen Bestandteile und machen die Teemischung dadurch kompakter.

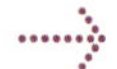

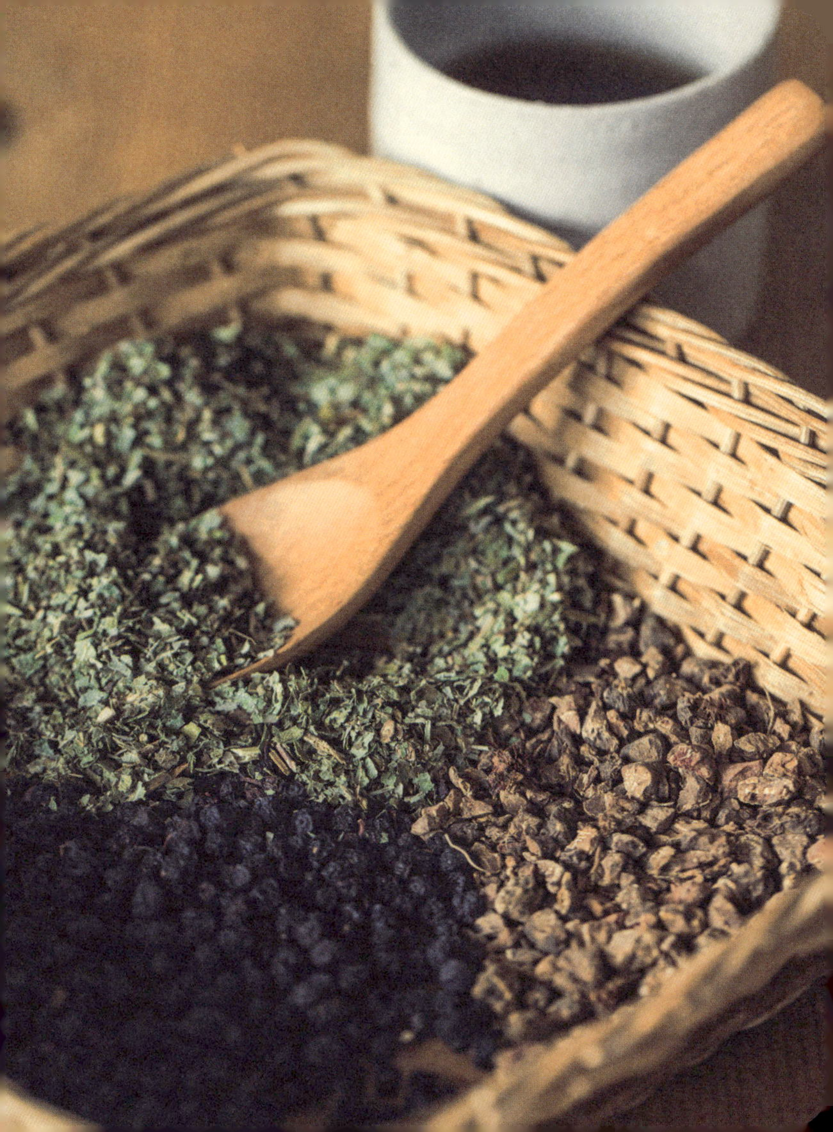

Zum anderen enthalten aber auch Brombeerblätter Gerbstoffe und unterstützen die bereits erwähnten Heilpflanzen in ihrer Wirkung.

Vorsicht!

Bei magenempfindlichen Personen kann der Tee zu Übelkeit führen. Zur Einnahme allfälliger anderer Medikamente sollten 2 Stunden Abstand eingehalten werden, da die Gerbstoffe einige Medikamente in ihrer Aufnahme behindern können.

Zutaten:

- 40 g Blutwurz
- 40 g getrocknete Heidelbeeren
- 20 g Brombeerblätter

Zeitaufwand:
45 Minuten

Kurioses:
Im Gegensatz zu den getrockneten Früchten wirken frische Heidelbeeren abführend.

ZUBEREITUNG

Blutwurz und Brombeerblätter zerkleinern, die Heidelbeeren eventuell auch ganz verarbeiten. Zutaten in eine Schüssel geben, kräftig durchmischen und in Teedosen oder Teebeutel füllen.

TIPP

Verabreicht man den Tee Kindern, sollte man auf die Blutwurz verzichten, bei ihr fehlen Daten zur Verträglichkeit. Heidelbeeren können dagegen bei Kindern ab 4 Jahren verwendet werden. Sie schmecken fruchtig und wirken mild – die ideale Medizin für Kinder.

TAGESDOSIERUNG

Für 1 Tasse Tee 1 gehäuften Esslöffel der Mischung für 30 Minuten in einem Töpfchen mit kaltem Wasser ziehen lassen, dann 15 Minuten aufkochen, abseihen und lauwarm trinken. Pro Tag können 3 bis 4 Tassen getrunken werden.

HALTBARKEIT

Lichtgeschützt bei Raumtemperatur gelagert 1 Jahr

Karottensuppe nach Moro

Warum hilft Karottensuppe bei Durchfall?

Durch das Kochen und das anschließende Pürieren werden aus den Karotten sogenannte saure Oligosaccharide freigesetzt. Diese verhindern das Anhaften von Keimen an der Darmwand. Gleichzeitig werden die Keime durch das ebenfalls vorhandene Pektin gebunden und ausgeschieden. Der Stuhl wird wieder fester und die dem Durchfall zugrundeliegende keimbedingte Irritation der Darmschleimhaut wird verringert. In Fachkreisen wird dieses Hausmittel auch als mögliches Durchfallmittel bei einer Infektion mit dem gefürchteten Bakterium EHEC gesehen. Oligosaccharide finden sich übrigens auch in Äpfeln und Bananen. Aus diesem Grund können bei

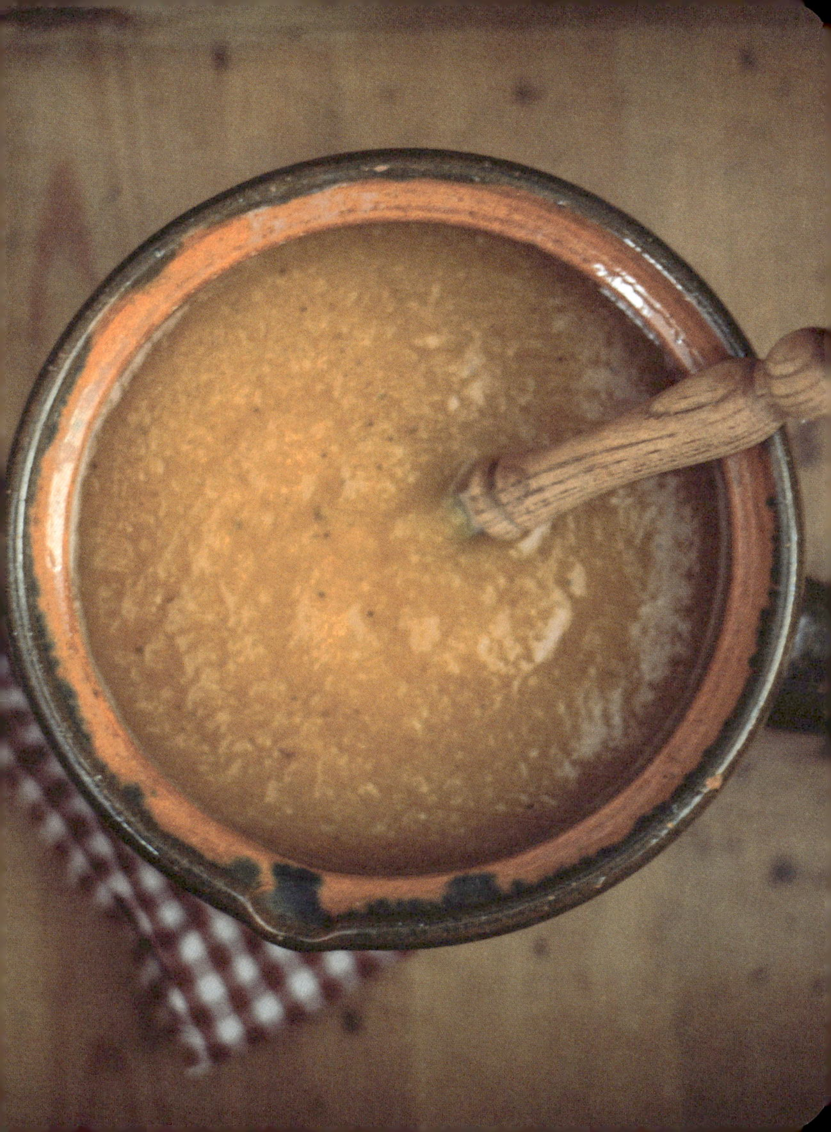

Durchfall auch ein geriebener Apfel (ungeschälten Apfel reiben und braun werden lassen) oder eine zerdrückte Banane sehr hilfreich sein.

Vorsicht!

Ein großes Risiko, besonders bei Säuglingen und Kleinkindern, aber auch bei älteren Personen, ist das durch den großen Wasserverlust im Verhältnis zum geringen Körpergewicht bedingte Austrocknen. Deshalb sollte man bei starken Beschwerden sofort zum Kinderarzt oder in die Ambulanz.

Warnzeichen sind: eine eingesunkene Fontanelle bei Säuglingen, Teilnahmslosigkeit, eingefallene Augen oder stehende Hautfalten.

Zutaten:

- 500 g geschälte Karotten
- 3 g Salz

ZUBEREITUNG

Die Karotten grob zerkleinern und etwa 60 bis 90 Minuten lang in 1 Liter Wasser kochen. Danach die Karotten mit einem Stabmixer pürieren oder durch ein Sieb drücken, sodass ein Brei entsteht. Diesen mit Wasser auf 1 Liter Gesamtmenge auffüllen und anschließend mit Salz abschmecken.

TIPP

Die Österreichische Gesellschaft für Phytotherapie empfiehlt hier noch die Zugabe von 1 Esslöffel Butter und 1 Esslöffel Zucker. Dies wertet den Geschmack etwas auf und gerade Kindern schmeckt die Suppe dadurch besser.

TAGESDOSIERUNG

Erwachsene sollten über den Tag verteilt die gesamte Suppe essen.

HALTBARKEIT

Frisch zum sofortigen Gebrauch gedacht, im Kühlschrank gelagert 1 Tag haltbar, in Gläser abgefüllt und eingefroren 6 Monate

Zeitaufwand:
2 Stunden

Kurioses:
Dieses Rezept ist bereits seit 1908 in Gebrauch und hat sich bei normalen Durchfallerkrankungen (vor allem bei Kindern) bewährt. Der Namensgeber ist der Kinderarzt Ernst Moro, der dank dieses Hausmittels die durch Durchfall bedingte Sterberate bei Säuglingen und Kleinkindern in der Kinderklinik in Heidelberg deutlich senken konnte.

Verstopfung

›

ES GIBT GRUNDSÄTZLICH ZWEI unterschiedliche Möglichkeiten, um Verstopfung mit pflanzlichen Heilmitteln zu begegnen. Zum einen gibt es sogenannte Quellmittel, die zusammen mit Wasser aufquellen. Zum anderen gibt es Pflanzen, die verhindern, dass Wasser aus dem Dickdarm entzogen wird, sogenannte antiabsorptiv wirkende Heilpflanzen. Quell- und Füllmittel wie Lein- oder Flohsamen eignen sich für eine längere und regelmäßige Anwendung. Antiabsorptiv wirkende Heilpflanzen wie Rhabarberwurzel, Faulbaumrinde, Kreuzdorn und Sennesblätter sollten dagegen nur kurzfristig verwendet werden, sind in ihrer Wirkung aber etwas stärker. Daneben kann man bei Verstopfung auch osmotisch wirksame, also wasserbindende, Nahrungsmittel wie Feigen oder Pflaumen einsetzen.

Regelmäßiger Verstopfung sollte man auch mit einer Ernährungsumstellung auf ballaststoffreichere Kost, ausreichender Flüssigkeitszufuhr von mindestens 1,5 Liter pro Tag und, wenn möglich, mehr Bewegung entgegenwirken.

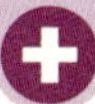

Wann sollten Sie unbedingt zum Arzt?

- bei immer wiederkehrenden Symptomen
- bei Verstopfung bei Kindern unter 6 Jahren
- bei weiteren Magen-Darm-Beschwerden
- bei Schleim oder Blut im Stuhl sowie bei Teerstuhl
- bei plötzlicher, ohne nachvollziehbare Ursache einsetzender Verstopfung
- bei starken Schmerzen
- bei gleichzeitig auftretendem Erbrechen
- bei Wechsel zwischen Durchfall und Verstopfung

Quellende Leinsamen

Warum helfen Leinsamen bei Verstopfung?

Leinsamen enthalten Schleimstoffe und hohe Mengen an Ballaststoffen. Mit dem zugeführten Wasser quellen sie im Darm auf, was das Darmvolumen erhöht und den Darm dehnt. Auf diese Weise verursachen sie einen stuhlauslösenden Reiz und eine verstärkte Darmtätigkeit. Der Stuhl wird weicher, was beispielsweise für die Abheilung von Hämorrhoiden wichtig ist.

Vorsicht!

Leinsamen sind gut verträglich und können auch über einen längeren Zeitraum eingesetzt werden. Essen Sie Leinsamen mit mindestens 2 Stunden Abstand zu gleichzeitig eingenommenen Medikamenten, um eine mögliche Wirkverzögerung zu verhindern.

Zutaten:

- 10 g Leinsamen
- 250 ml Wasser

Zeitaufwand:
5 Minuten

ZUBEREITUNG

1 Esslöffel mit Leinsamen in 1 Glas Wasser geben, kurz umrühren und trinken. Alternativ die Leinsamen unter das Essen mischen und 1 großes Glas Wasser nachtrinken.

TIPP

Bei Blähungen kann man statt Leinsamen auch Flohsamen verwenden.

TAGESDOSIERUNG

2- bis 3-mal täglich jeweils 1 Esslöffel Leinsamen mit 1 Glas Wasser einnehmen, am besten zwischen den Mahlzeiten. Der Wirkeintritt erfolgt nach 2 bis 3 Tagen. Eine sehr einfache Möglichkeit bieten auch bereits geschrotete Leinsamen, die man in weiche Speisen einarbeiten kann. Wegen des Leinöls, das in diesem Fall sehr schnell ranzig wird, sollte Leinsamenschrot aber jede Woche erneuert werden.

HALTBARKEIT

Eingeweicht in Wasser zum sofortigen Gebrauch gedacht, lichtgeschützt bei Raumtemperatur gelagert 1 Jahr

Kurioses:
Lässt man die Leinsamen vorher in einem Glas Wasser quellen, wirkt diese Zubereitung gegen Sodbrennen, aber durch den nun weniger stark auftretenden dehnenden Reflex im Darm nicht mehr abführend.

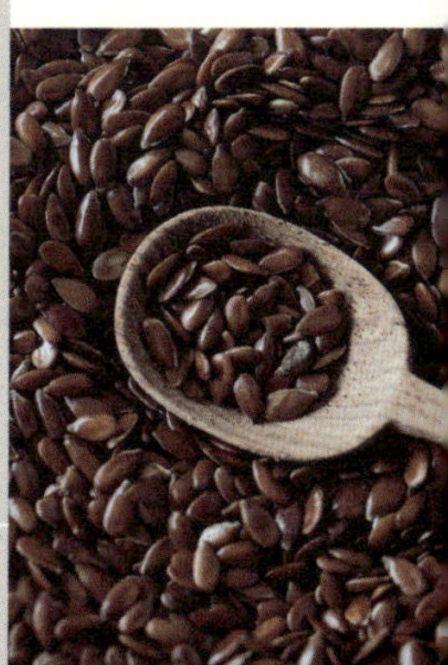

Rhabarbersirup

Warum hilft Rhabarbersirup bei Verstopfung?

Durch die im Rhabarber enthaltenen Anthranoide wird das Darmvolumen durch zurückgehaltenes Wasser erhöht sowie der Darm leicht gereizt. Dadurch kommt es zur einer beschleunigten Darmpassage. Die abführende Wirkung setzt gegenüber Quell- und Füllstoffen wie Lein- oder Flohsamen früher ein und ist von der Wirkung her ausgeprägter.

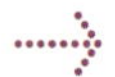

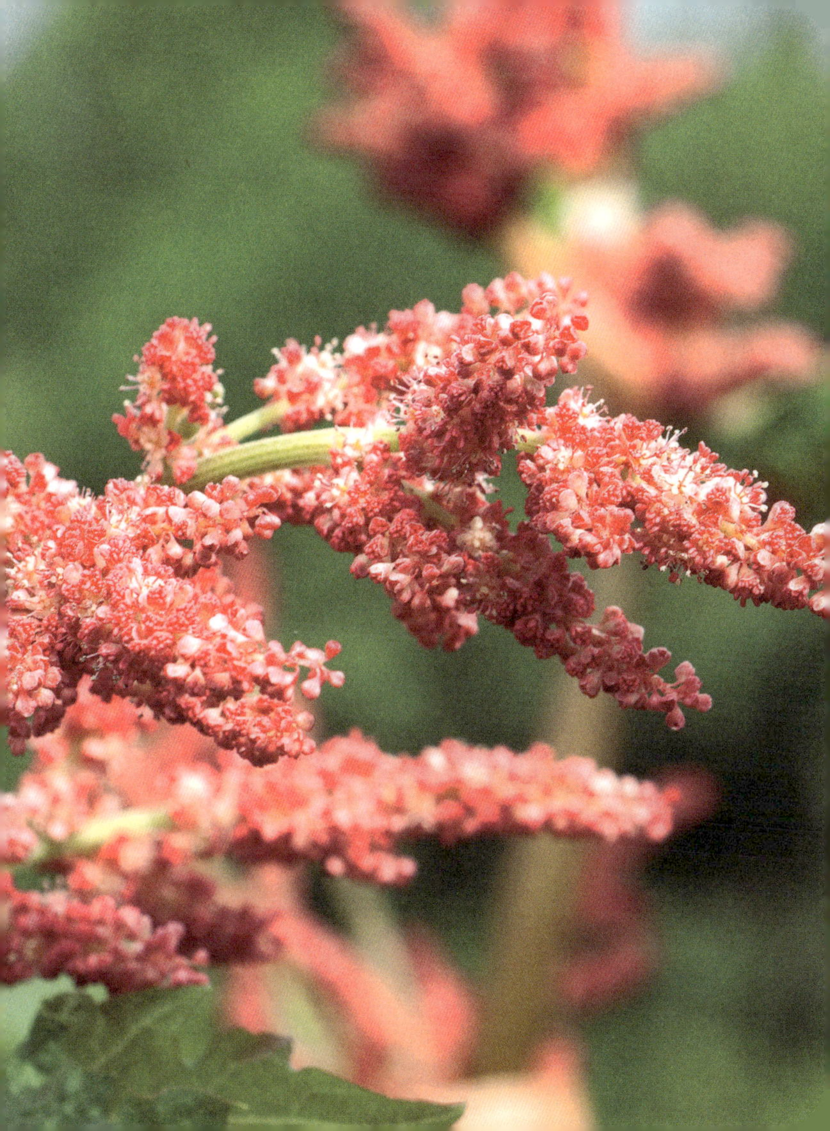

Vorsicht!

Die längere und regelmäßige Anwendung von Rhabarberwurzel, Faulbaumrinde oder Sennesblättern führt zu Kaliumverlusten, wodurch der Darm noch träger wird und sich die Beschwerden verschlimmern können. Als mögliche Nebenwirkung kann es zu krampfartigen Magen-Darm-Schmerzen kommen. Schwangere, Stillende sowie Kinder unter 12 Jahren dürfen diese Mittel nicht einnehmen. Auch bei Schmerzen im Darmbereich sollte man darauf verzichten.

Zutaten:

- 50 g Rhabarberwurzel
- 1 l Weißwein
- 500 g Zucker

ZUBEREITUNG

Die Rhabarberwurzel mit dem Weißwein so lange aufkochen, bis der Weißwein etwa auf die Hälfte eingekocht ist, dann den Zucker einrühren. Sobald der Zucker gelöst ist, den Sirup abfiltrieren und noch heiß in Gläser abfüllen.

TIPP

Verwechseln Sie nicht den abführenden Medizinal-Rhabarber mit dem handelsüblichen Garten-Rhabarber. Garten-Rhabarber, den es im Lebensmittelhandel gibt, wird beispielsweise zu Kompott verarbeitet.

TAGESDOSIERUNG

Bei Verstopfung 1 Teelöffel des Sirups gelöst in etwas Wasser. Die Anwendung ist bei akuter Verstopfung nur über wenige Tage geeignet.

HALTBARKEIT

Im Kühlschrank gelagert 6 Monate

Zeitaufwand:
45 Minuten

Hier bekommt man die Zutaten: Medizinal-Rhabarber ist nur über Apotheken erhältlich.

Kurioses: Pflanzen mit Anthranoiden (Sennesblätter, Faulbaumrinde und Rhabarberwurzel) stellen in der Pflanzenheilkunde eine große Ausnahme dar, denn sie sind entgegen der weitläufigen Meinung keine milden pflanzlichen Heilmittel. Zahlreiche chemisch-synthetische Wirkstoffe wie Lactulose oder Macrogol sind besser verträglich und unproblematischer bei längerer Anwendung.

Eingeweichte Trockenfrüchte

Warum helfen getrocknete Pflaumen und Feigen bei Verstopfung?

Pflaumen und Feigen gehören zu den sogenannten osmotischen Lebensmitteln. Sie enthalten unlösliche Kohlenhydrate, die im Darm Wasser an sich binden, dadurch das Stuhlvolumen erhöhen und den Stuhl insgesamt weicher machen.

Vorsicht!

Im Rahmen der empfohlenen Tagesdosierung sind keine Einschränkungen bekannt.

Zutaten:

- 3 getrocknete Pflaumen oder Feigen

ZUBEREITUNG

Die getrockneten Pflaumen oder Feigen über Nacht in 1 Glas Wasser einlegen. Am nächsten Morgen die Trockenfrüchte essen und das Wasser trinken.

TAGESDOSIERUNG

1-mal täglich (morgens) auf nüchternen Magen. Man kann man dies bei Erfolg auch für längere Zeit durchführen.

HALTBARKEIT

Zum sofortigen Gebrauch gedacht

Zeitaufwand:
2 Minuten plus
1 Nacht Ansatzzeit

Kurioses:
In der Volksheilkunde war früher der Milchauszug aus der Feige bei Husten und Halsschmerzen populär.

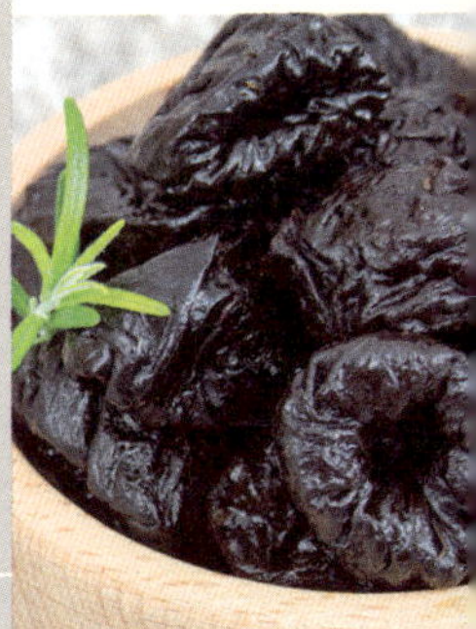

Leber und Galle

>

LEBER- UND GALLEBESCHWERDEN bedürfen immer einer ärztlichen Abklärung. Unterstützend zu einer ärztlichen Therapie kann die Anwendung von Heilpflanzen aber sehr sinnvoll sein. Bei erhöhten Leberwerten oder leichten Leberschädigungen bietet sich besonders eine Kur mit den Früchten der Mariendistel an. Da ihre leberschützenden Inhaltsstoffe jedoch nicht wasserlöslich und die Früchte sehr hart und dadurch nicht leicht zu zerkleinern sind, ist es einfacher, auf pharmazeutische Präparate zurückzugreifen. Diese sind auf die nötigen Inhaltsstoffe der Mariendistel (Silymarin) standardisiert und in Apotheken erhältlich. Einen nachgewiesenen leberschützenden Effekt zeigen aber auch Artischockenblätter und Löwenzahnwurzeln.

Zudem gibt es gleich mehrere Heilpflanzen, die die Produktion von Gallenflüssigkeit anregen. Allen voran sind dies wiederum Artischockenblätter und Löwenzahnwurzel, aber auch Erdrauchkraut, Pfefferminzblätter und diverse Gewürze wie Kardamom, Kurkuma und Ingwer sowie bitterstoffhaltige Heilpflanzen wie Schafgarbe, Wermut oder Enzian. Galletreibende Heilpflanzen können auch bei Reizmagen helfen. Da die genannten Heilpflanzen allerdings bei Abflussstörungen der Galle wie Gallensteinen die Beschwerden akut verschlimmern können, dürfen sie bei derartigen Störungen nicht verwendet werden.

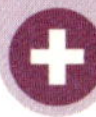

Wann sollten Sie unbedingt zum Arzt?

Leber- und Gallebeschwerden sollten immer von einem Arzt abgeklärt werden. Auch eine ergänzende Therapie mit Heilkräutern sollten Sie mit Ihrem Arzt absprechen.

Leberwickel

Warum hilft dieser Leberwickel bei leichten Leberbeschwerden?

Ein Wickel steigert durch die zugeführte Wärme die Durchblutung der Leber und stärkt sie so in ihrer Funktion als Entgiftungsorgan. Die Volksheilkunde sieht die Schafgarbe als mögliche Heilpflanze bei Leberleiden. Inwieweit die äußerliche Anwendung eine spezifische Wirkung auf die Leber auslöst, ist bisher wissenschaftlich nicht belegt.

Vorsicht!

Der Leberwickel soll nicht zu heiß, sondern nur angenehm warm sein. Während der Menstruation kann eine Anwendung die Regelblutung verstärken. Nicht angebracht sind Leberwickel bei entzündlichen Magen-Darm-Erkrankungen, unklaren Schmerzen im Bauch und während der Schwangerschaft.

Zutaten:

- 5 g Schafgarbenkraut
- 1 kleines Stück Stoff
- 1 Wärmflasche
- 1 mittelgroßes Handtuch

Zeitaufwand:
45 Minuten

Kurioses:
Auch Sebastian Kneipp riet bei Leberleiden neben Wassergüssen zu einem Leberwickel. Er bereitete diesen aus einer Abkochung aus Heublumen.

ZUBEREITUNG

150 ml heißes Wasser über das Scharfgarbenkraut gießen, 10 Minuten ziehen lassen. Ein Stück Stoff mit dem abgekühlten Tee befeuchten, auf die Lebergegend legen und die Wärmflasche (Vorsicht, nicht zu heiß!) mit dem Handtuch darauf fixieren. 20 bis 30 Minuten ruhen, am besten auf dem Rücken liegend.

TIPP

Fügen Sie der Abkochung 1 bis 3 Tropfen Rosmarinöl des Chemotyps *verbenon* hinzu. Dies fördert die Regeneration der Leberzellen, regt die Hautdurchblutung an und wirkt galletreibend.

TAGESDOSIERUNG

Der Leberwickel kann 2-mal täglich aufgelegt werden. Da er auch entspannend wirkt, eignet er sich besonders vor dem Schlafengehen.

HALTBARKEIT

Zum sofortigen Gebrauch gedacht

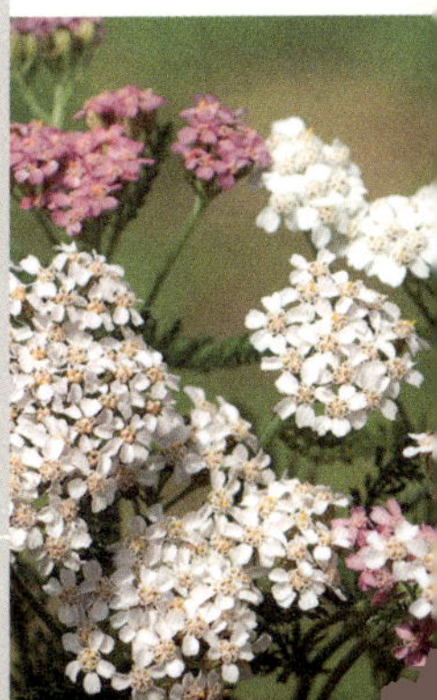

Leber- und Gallentee

Warum hilft diese Teemischung bei leichten Galle- und Leberbeschwerden?

Die Bitterstoffe der Löwenzahnwurzel regen die Gallentätigkeit an und erhöhen insgesamt die Produktion von diversen Verdauungssäften. Dies ermöglicht eine bessere Verwertung der Nahrung und beugt Verdauungsbeschwerden wie Blähungen vor. Es gibt auch Hinweise auf leberschützende Eigenschaften der Löwenzahnwurzel. Artischockenblätter erhöhen ebenfalls die Produktion von Gallenflüssigkeit, wodurch die Wirkungen der Löwenzahnwurzel unterstützt werden. Artischocke verstärkt auch die Durchblutung der Leber und stimuliert die Zellteilung. Dadurch regeneriert sich die Leber leichter.

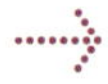

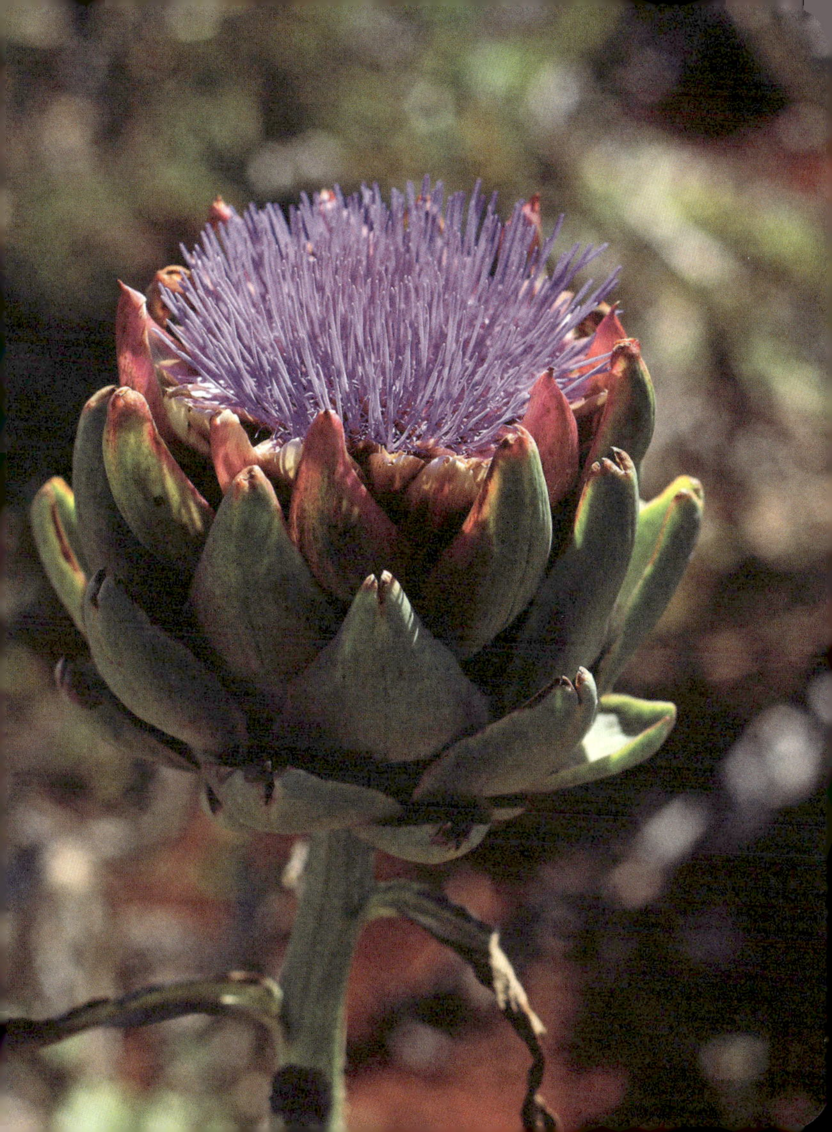

Vorsicht!

Da Pfefferminze den Übertritt von Magensäure in die Speiseröhre erleichtert, sollte man darauf verzichten, wenn man an Sodbrennen und Reflux leidet. Heilpflanzen, die die Produktion von Gallenflüssigkeit anregen, können bei Gallensteinen die Beschwerden verschlimmern, deshalb sollte man in diesem Fall auf den Tee verzichten.

Zutaten:

- 40 g Löwenzahnwurzel
- 40 g Artischockenblätter
- 20 g Pfefferminzblätter

Zeitaufwand:
15 Minuten

Kurioses:
Löwenzahn wird erstmals in der arabischen Medizin des Mittelalters als Heilpflanze erwähnt.

ZUBEREITUNG

Die grob zerkleinerten Bestandteile in eine Schüssel geben, gut vermischen und in lichtgeschützte Teebeutel oder Teedosen abfüllen.

TIPP

Artischockenblätter sind auch eine pflanzliche Möglichkeit, um erhöhte Blutfettwerte (Cholesterin) zu senken. Die Wirkung beruht auf einer verringerten Cholesterinproduktion und einer erhöhten Cholesterinausscheidung über die Leber.

TAGESDOSIERUNG

Pro Tasse 1 Esslöffel der Teemischung 10 Minuten ziehen lassen. Bei Beschwerden kann man bis zu 3-mal täglich 1 Tasse trinken.

HALTBARKEIT

Lichtgeschützt bei Raumtemperatur gelagert 1 Jahr

Entschlackung und Frühlingskur

>

NACH DER ANTIKEN SÄFTELEHRE, die in Europa fast 2.000 Jahre die Heilkunde dominierte, war Krankheit die Folge eines schlechten Mischungsverhältnisses der vier menschlichen Säfte Blut, gelbe Galle, schwarze Galle und Schleim (Dyskrasie). Gesundheit sah man als das harmonische Mischungsverhältnis dieser vier Säfte. Durch Ausleiten schlechter oder im Übermaß vorhandener Säfte, sogenannter Schlacken, sah man folglich eine mögliche Heilwirkung. Wichtige Heilpflanzen waren in diesem Zusammenhang nierenanregende, wassertreibende, schweißtreibende, abführende und galletreibende Pflanzen. Dabei sah man in Entzündungsreaktionen, die sich an Gelenken manifestieren, eine schädliche Anhäufung von Schlacken. So schrieb bereits Paracelsus: „Wo die Natur einen Schmerz erzeugt, dort will sie schädliche Stoffe anhäufen und ausleeren." Heutzutage gilt die Säftelehre als überholt, allerdings wird in der Volksheilkunde nach wie vor bei entzündlichen Erkrankungen wie rheumatischen Beschwerden und Gicht eine mögliche Heilungsmöglichkeit in der Elimination von Abbauprodukten gesehen. Vordergründig werden dabei Heilpflanzen eingesetzt, die die Stoffwechselvorgänge im Bindegewebe anregen und wassertreibend, galletreibend und im Allgemeinen verdauungsanregend wirken. Besonders populär sind Brennnessel, Schachtelhalm, Löwenzahn, Birkenblätter und -saft, Gundermann, Goldrute, Schlehenblüten und Wacholder. Man bezeichnet sie bis heute als sogenannte Antidyskratika.

INWIEWEIT ENTSCHLACKENDE WIRKUNGEN tatsächlich Entzündungsreaktionen bessern bzw. inwieweit sie Stoffwechselvorgänge im Bindegewebe beeinflussen, muss die moderne Forschung erst zeigen. Eine jahrtausendealte Überzeugung, die man auch in anderen traditionellen Heilsystemen wie der Traditionellen Chinesischen Medizin findet, weist allerdings auf eine derartige Wirkung hin. Goldrute, Brennnessel und Wacholder vereinen jedenfalls auch in der modernen Kräuterkunde wassertreibende und entzündungshemmende Eigenschaften.

DIE VOLKSHEILKUNDE SIEHT in der prophylaktischen Anwendung, beispielsweise als Frühlingskur, eine einfachere Möglichkeit als in der Therapie einer bereits bestehenden Entzündung. In diesem Sinne sind auch die Rezepturen von diversen Teemischungen, Birkenwasser und der Neunkräutersuppe zu verstehen. Werden sie kurmäßig eingenommen, soll sich der Körper – im Sinne einer „Entgiftung“ – der in den Wintermonaten angehäuften „Schlacken“ entledigen. Ein gesundheitsfördernder Effekt lässt sich wissenschaftlich zwar nicht belegen, aber derartige Kuren geben Körper und Geist im Sinne einer ganzheitlichen Lebensweise die Möglichkeit zur Regeneration und inneren Einkehr.

Teemischung zur Blutreinigung bei erhöhten Harnsäurewerten

Warum wirkt diese Teemischung blutreinigend?

Brennnesselblätter und Löwenzahnwurzel regen die Nierentätigkeit an und erhöhen dadurch beispielsweise die Ausscheidung von Harnsäure. Löwenzahnwurzel steigert darüber hinaus die Produktion von Gallenflüssigkeit und deren Ausscheidung über die Galle. Die Flavonoide im Ackerschachtelhalm steigern die Wasserausscheidung, v. a. der Harnsäure, über die Niere. Schlehenblüten wird eine mild reinigende Wirkung zugesprochen. Sie sollen sowohl die Nierentätigkeit als auch die Darmtätigkeit leicht anregen. Neuere Untersuchungen liegen hier allerdings nicht vor.

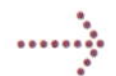

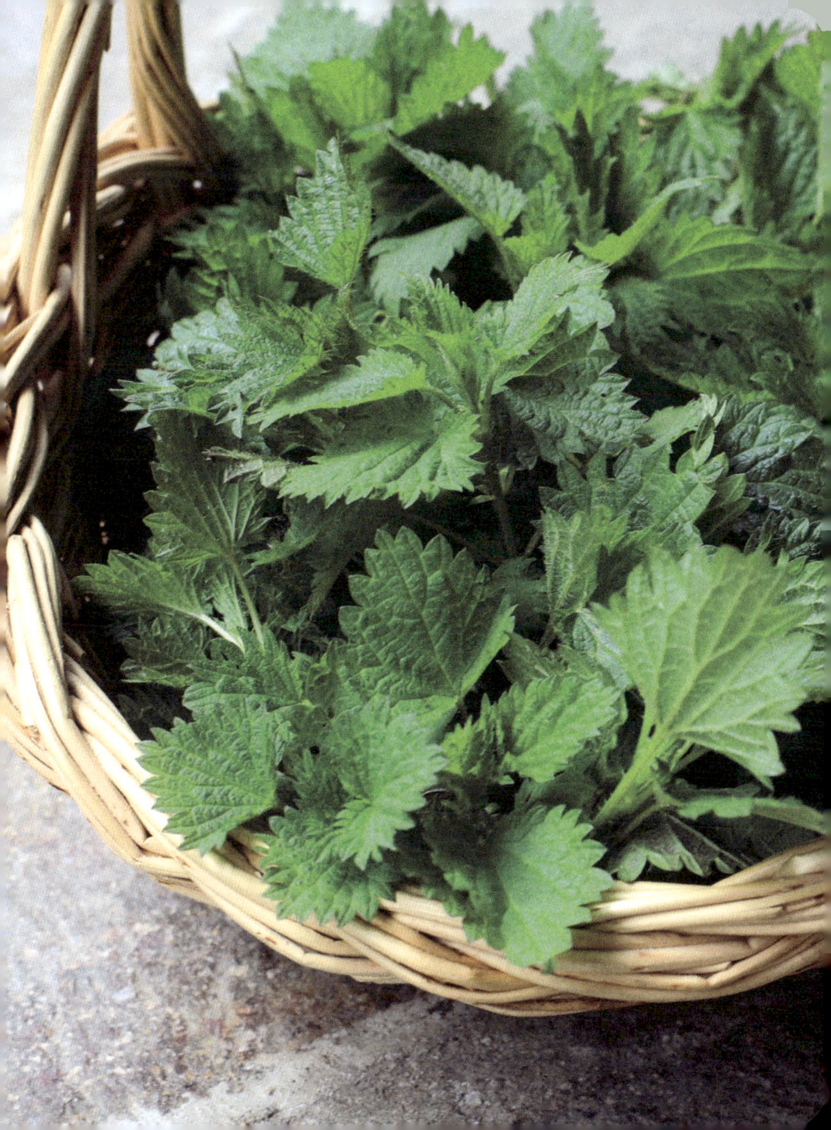

Vorsicht!

Da galletreibende Heilpflanzen wie Löwenzahnwurzel bei Gallensteinen die Beschwerden verschlimmern können, sollte man in diesem Fall auf diesen Tee verzichten. Um eventuelle Mineralstoffverluste durch die nierenanregenden Heilpflanzen zu vermeiden, darf der Tee nicht länger als 3 Wochen verwendet werden. Bei Nierenschwäche und Ödemen, also Wassereinlagerungen im Körper, sind pflanzliche Heilmittel zur Anregung der Nierentätigkeit ungeeignet. Diese Krankheitsbilder bedürfen einer ärztlichen Abklärung.

Zutaten:

- 30 g Schlehenblüten
- 30 g Brennnesselblätter
- 20 g Ackerschachtelhalmkraut
- 20 g Löwenzahnwurzel

Zeitaufwand:
15 Minuten

Kurioses:
Der Kräuterpfarrer Sebastian Kneipp sah in den Schlehenblüten das „schuldloseste", also ein sehr mildes Abführmittel. Deshalb sollte es seiner Meinung nach in keiner Hausapotheke fehlen.

ZUBEREITUNG

Die grob zerkleinerten Bestandteile in eine Schüssel geben, gut vermischen und in lichtgeschützte Teebeutel oder Teedosen abfüllen.

TIPP

Erhöhte Harnsäurewerte können zu Gicht führen. Harnsäure ist ein Abbauprodukt der in der Nahrung enthaltenen Purine, deshalb sollte man unbedingt auch auf eine angemessene Ernährung achten.
So sollte man beispielsweise purinreiche Nahrungsmittel wie Fleisch, Innereien, aber auch Hülsenfrüchte meiden.

TAGESDOSIERUNG

Pro Tasse 1 Esslöffel der Teemischung 10 Minuten ziehen lassen und 3-mal täglich trinken. Die Anwendung sollte sich allerdings auf maximal 3 Wochen beschränken.

HALTBARKEIT

Lichtgeschützt bei Raumtemperatur gelagert 1 Jahr

Entschlackende und entzündungshemmende Teemischung

Warum wirkt diese Teemischung entschlackend?

Brennnesselblätter regen durch die enthaltenen Kaliumsalze die Nierentätigkeit an, vor allem die Ausscheidung von Wasser wird dabei erhöht. Gleichzeitig wirken Brennnesselblätter auch entzündungshemmend, indem die Produktion entzündungsauslösender Stoffe gehemmt wird. Goldrutenkraut steigert einerseits über die enthaltenen Flavonoide die Wasserausscheidung, andererseits wirkt es auch krampflösend und durch das enthaltene Leiocarposid entzündungshemmend.

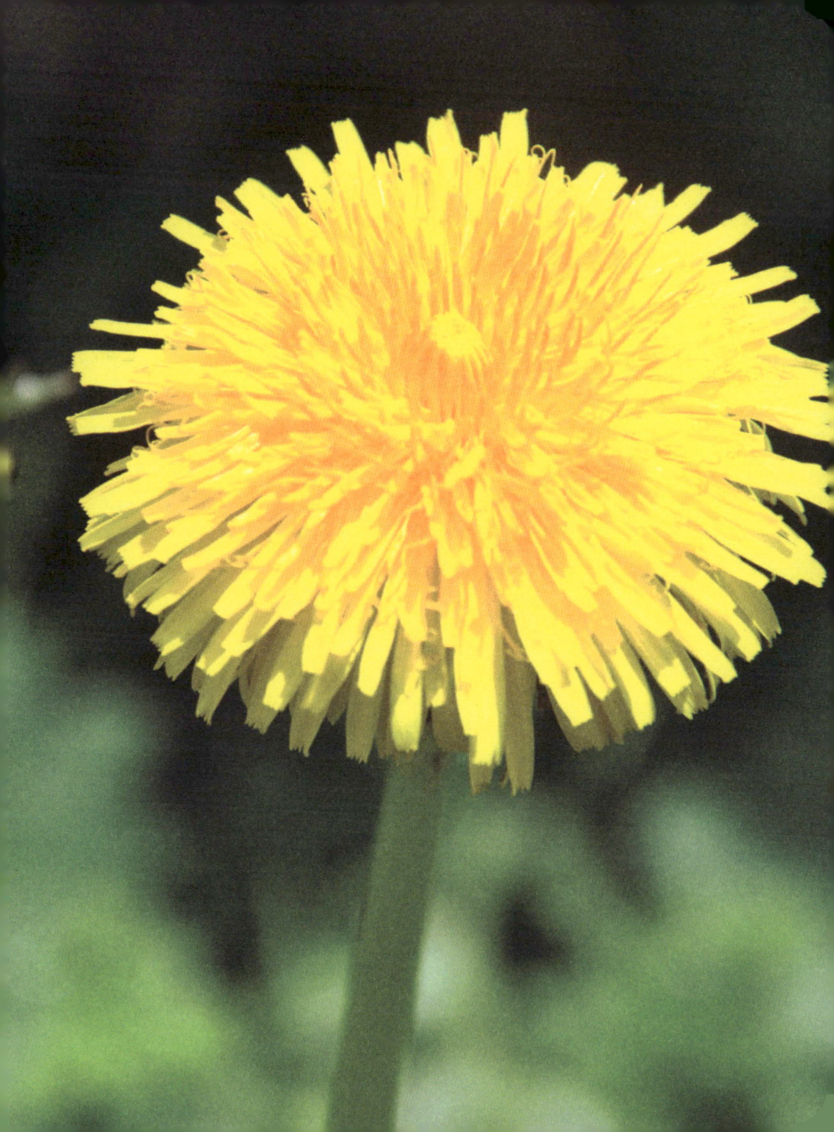

Löwenzahnwurzel regt nicht nur die Nieren-, sondern auch die Gallentätigkeit an und unterstützt dadurch einen vermeintlich entschlackenden Prozess.

Vorsicht!

Um eventuelle Mineralstoffverluste durch die nierenanregenden Heilpflanzen zu vermeiden, darf der Tee nicht länger als 3 Wochen verwendet werden. Zur Anregung der Nierentätigkeit bei Nierenschwäche und Ödemen, also Wassereinlagerungen im Körper, sind pflanzliche Heilmittel ungeeignet. Diese Krankheitsbilder bedürfen einer ärztlichen Abklärung.

Zutaten:

- 40 g Brennnesselblätter
- 40 g Echtes Goldrutenkraut
- 20 g Löwenzahnwurzel

ZUBEREITUNG

Die grob zerkleinerten Bestandteile in eine Schüssel geben, gut vermischen und in lichtgeschützte Teebeutel oder Teedosen abfüllen.

TIPP

Neben der Echten Goldrute *(Solidago virgaurea)* wird auch das Kraut der Riesengoldrute *(Solidago gigantea)* verkauft. Ein entzündungshemmender und schmerzstillender Effekt ist allerdings nur dem Leiocarposid in der Echten Goldrute nachgewiesen.

TAGESDOSIERUNG

Pro Tasse 1 Esslöffel der Teemischung 10 Minuten ziehen lassen. Über den Tag verteilt 3 Tassen Tee trinken, bei entzündlichen Gelenkerkrankung oder prophylaktisch als Frühlingskur bis zu 3 Wochen lang.

HALTBARKEIT

Lichtgeschützt bei Raumtemperatur gelagert 1 Jahr

Zeitaufwand:
15 Minuten

Kurioses:
In der europäischen Kräuterkunde wird bis heute bei rheumatischen Erkrankungen nicht nur Brennnesseltee getrunken, sondern frisches Brennnesselkraut auch äußerlich auf die schmerzenden Gelenke aufgeschlagen.

Neunkräutersuppe

Warum wirkt die Neunkräutersuppe reinigend und kräftigend?

Die enthaltenen Wildkräuter wie Brennnessel, Löwenzahn oder Giersch regen die Nierentätigkeit an. Gleichzeitig enthält dieses frische Grün im beginnenden Frühling zahlreiche Vitamine und Mineralstoffe. Die Volksheilkunde sieht in der Neunkräutersuppe ein stärkendes und entschlackendes Nahrungsmittel. Traditionell wurde sie am Gründonnerstag als eine der drei Hauptmahlzeiten genossen.

Vorsicht!

Wildkräuter sollten nur von Personen mit ausreichenden pflanzenkundlichen Kenntnissen gesammelt werden.

Zutaten:

- ½ Zwiebel
- 1 Knoblauchzehe
- 1 Kartoffel
- 1 l Gemüsebrühe
- 9 kleine Sträuße Wildkräuter

Zeitaufwand:
45 Minuten

Kurioses:
Die Zahl 9 war früher eine magische Zahl. Durch die Festlegung auf 9 verschiedene Kräuter sollte die kräftigende Suppe auch eine spirituelle bzw. magische Komponente enthalten.

ZUBEREITUNG

Geschnittene Zwiebel und Knoblauch in einem Topf in Fett kurz anbräunen. Die zerkleinerte Kartoffel und etwas Wasser hinzugeben. Kurz köcheln lassen, dann die Brühe hinzufügen. Nach 3 Minuten die gehackten Kräuter dazugeben und 10 Minuten leicht köcheln lassen. Nach Geschmack würzen.

TIPP

Die Kräuter für die Suppe können variieren. Geeignet sind u. a. Ehrenpreis, Beifuß, Brennnessel, Brunnenkresse, Giersch, Gundermann, Löwenzahn, Melde, Schafgarbe, Wegerich oder Wiesenkerbel.

TAGESDOSIERUNG

Als Frühlingskur kann man sie mehrmals pro Woche essen.

HALTBARKEIT

Zum sofortigen Gebrauch gedacht, im Kühlschrank gelagert 1 Tag

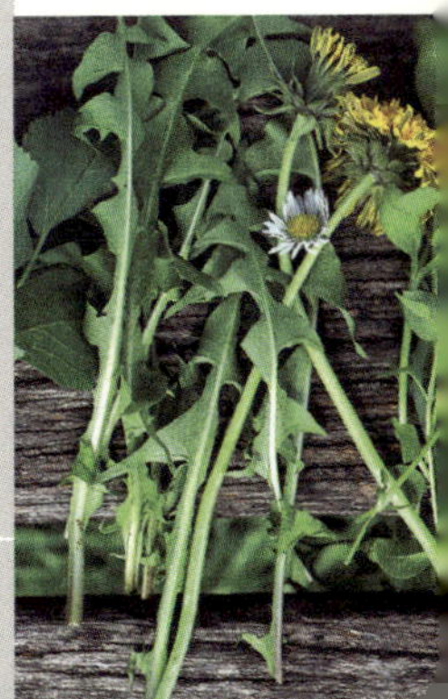

Verzeichnis der Krankheitsbilder

Verzeichnis der Heilpflanzen

Literatur

Achmüller, Arnold (2012): Teufelskraut, Bauchwehblüml, Wurmtod. Das Kräuterwissen Südtirols. Mythologie, Volksmedizin und wissenschaftliche Erkenntnisse. Edition Raetia, Bozen.

Achmüller, Arnold (2015): Wickel, Salben und Tinkturen. Das Kräuterwissen der Bauerndoktoren in den Alpen. Edition Raetia, Bozen.

AWMF online (Das Portal der wissenschaftlichen Medizin), verfügbar unter: www.awmf.org

Bäumler, Siegfried (2007): Heilpflanzenpraxis heute. Porträts – Rezepturen – Anwendung. Urban & Fischer, München.

Campanini, Enrica (2012): Dizionario di fitoterapia e piante medicinali. Tecniche nuove, Milano.

Fintelmann, Volker et al. (2017): Lehrbuch Phytotherapie. Karl F. Haug Verlag, Stuttgart.

Haffner, Felix et al. (2011): Normdosen gebräuchlicher Arzneistoffe und Drogen. Wissenschaftliche Verlagsgesellschaft, Stuttgart.

Hänsel, Rudolf et al. (1994): Hagers Handbuch der pharmazeutischen Praxis. Springer, Berlin.

Kneipp, Sebastian (2010): Meine Wasserkur. So sollt ihr leben. Die weltberühmten Ratgeber in einem Band. Trias, Stuttgart.

Lennecke, Kirsten et al. (2012): Selbstmedikation für die Kitteltasche. Leitlinien zur pharmazeutischen Beratung. Deutscher Apotheker Verlag, Stuttgart.

Madaus, Gerhard (1938): Lehrbuch der biologischen Heilmittel. Georg Thieme Verlag, Leipzig.

Wabner, Dietrich et al. (2012): Aromatherapie. Grundlagen, Wirkprinzip, Praxis. Urban & Fischer, München

ZDN (Zentrum zur Dokumentation von Naturheilverfahren) (2001): Volksmedizin in Tirol. Ein EU-Interreg-II-Projekt. 3 Bände. Tisens.

Gesund mit „Kraut und Wurzel“
Tipps von Apotheker Arnold Achmüller

Weitere Bände dieser Reihe:
„Haut und Haare“

ISBN 978-88-7283-630-9
Euro 10,00

KRAUT
und
WURZEL

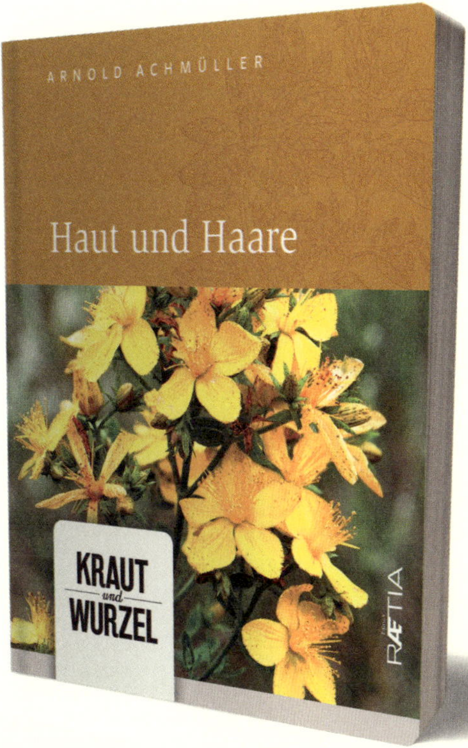

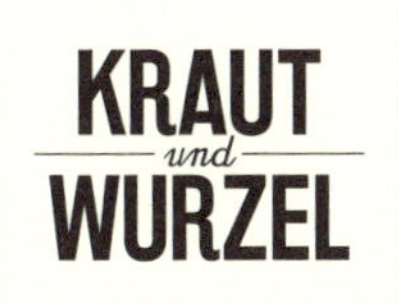

Der Autor

Arnold Achmüller, geboren 1982 in Südtirol, ist Apotheker und Buchautor. Er beschäftigt sich seit Jahren mit Heilkräutern und alten Heilanwendungen im Kontext der wissenschaftlichen Forschung. Sein besonderes Interesse gilt der traditionellen europäischen Medizin, insbesondere der alpinen Heilkunde. Er hält Vorträge zum Thema, organisiert Workshops und Kräuterwanderungen. Zusammen mit Astrid Felderer betreibt er den Blog „Kraut und Wurzel".

Bei Edition Raetia erschienen: „Teufelskraut, Bauchwehblüml, Wurmtod – Das Kräuterwissen Südtirols" (2012), „Wickel, Salben und Tinkturen. Das Kräuterwissen der Bauerndoktoren in den Alpen" (2015).

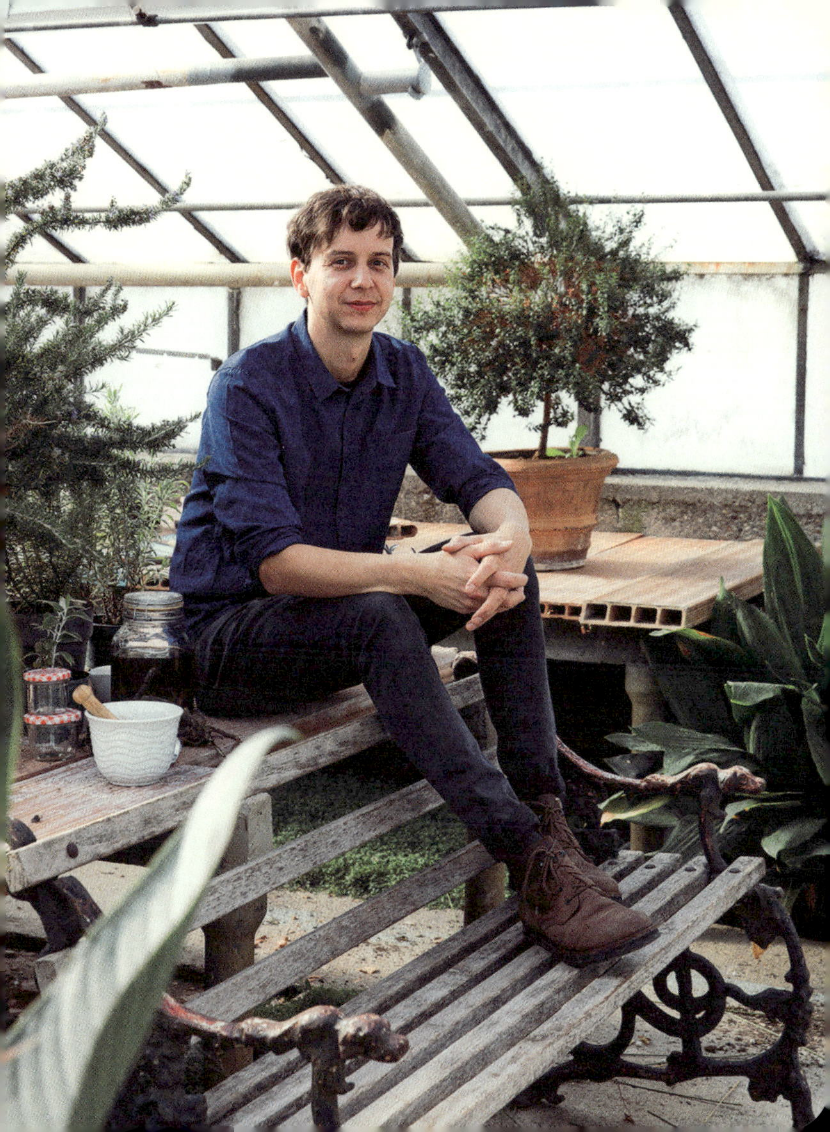